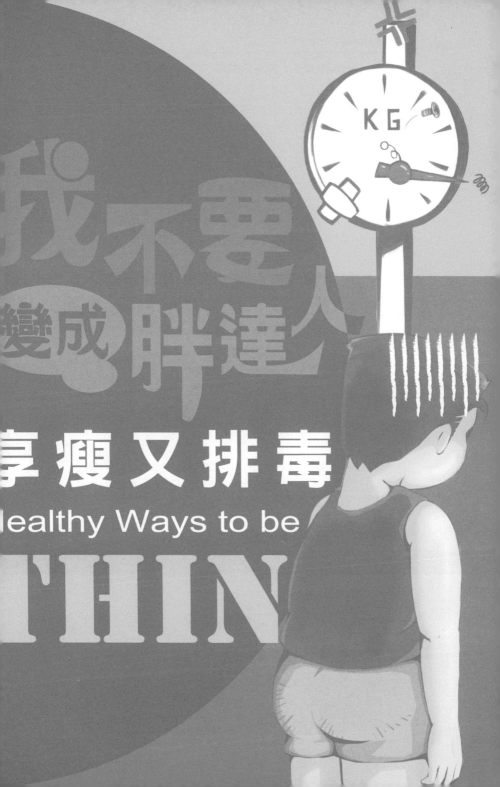

國家圖書館出版品預行編目資料

我不要變成胖達人：享瘦又排毒 / 王凱芬編著.
-- 初版. -- 新北市：雅典文化, 民103.05
面；　公分. --（健康生活系列；14）
ISBN 978-986-5753-10-8(平裝)
1. 減重 2. 健康飲食
411.94　　　　　　　　　　103004842

健康生活系列 14

# 我不要變成胖達人：享瘦又排毒

編著／王凱芬
責編／廖美秀
美術編輯／林家維
封面設計／林家維

法律顧問：方圓法律事務所／涂成樞律師

總經銷：永續圖書有限公司
永續圖書線上購物網
www.foreverbooks.com.tw

CVS代理／美璟文化有限公司
TEL：（02）2723-9968
FAX：（02）2723-9668

出版日／2014年05月

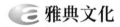

雅典文化

出版社　22103　新北市汐止區大同路三段194號9樓之1
TEL　（02）8647-3663
FAX　（02）8647-3660

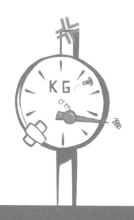

## 第一章

## 減肥這樣做：吃不胖、人不老、真享瘦

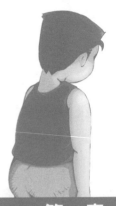

## 第一章

## 減肥這樣做：吃不胖、人不老、真享瘦

## 第二章
## 胖補氣，瘦補血：
## 合適的體質塑造完美身材

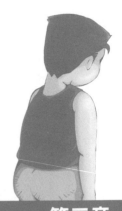

# 第三章
## 塑身有道：管住嘴，就能管好體重

# 第三章
## 塑身有道：管住嘴，就能管好體重

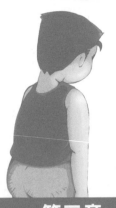

第三章

塑身有道：管住嘴，就能管好體重

# 第一章

## 減肥這樣做：

## 吃不胖、人不老、真享瘦

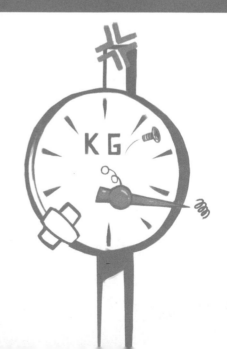

我不要變成胖達人．享瘦又排毒

## 為何你的減肥之路永無止境

「每個女人都有終極夢想，有的女人想嫁甘迺迪，有的女人想賺很多少錢，有的女人想棋行天下，我則……想瘦。」這就是一個胖女人的理想，很小的願望，只是想變瘦。但是偏偏那些胖子們永遠走在減肥的路上。下面我們就來看看瘦不下來的原因：

### 1．在瘦身前總是消極對待

一些減肥的人嘴裡總是念叨「我是天生的胖子，無論怎麼節食、怎麼運動……還是這樣，永遠也不會瘦下來。」總是用消極態度為自己搪塞。

這種消極的想法，會讓你越來越胖，讓你逐漸喪失了實行瘦身的意願與動力。

### 2．不斷嘗試流行的瘦身方法

很喜歡嘗試各種流行的瘦身方法，家裡到處是瘦身器材、體重計、瘦身食品。當然每次的瘦身計畫都半途而廢，體重和身材均毫無改善。

這類瘦身人士，在剛開始會按照完美的計畫去進行，但總是三分鐘熱情。因此經常陷入「瘦身又失敗了」的沮喪心情裡，瘦身最終宣告失敗。

### 3 · 只想，卻不付出行動

　　在一切準備妥當決心減肥的時候，總是遲遲不開始行動。但當別人提到「瘦身」的時候，又暗暗下決心。總是處在反覆掙扎的階段。心裡決定的事仍然有實行的決心，不過又總是不付出行動。

### 4 · 瘦身沒有明確的目的

　　很多人士在瘦身的時候總是不明確自己為何而瘦身。有人會認為瘦下來，便能解決很多問題，比如讓別人更加喜歡你、使別人更加羨慕你……人際關係也能更融洽一些，即使身材並不胖，但也還是希望自己能更加瘦一點。其實，這些都是很明確的瘦身目的，但卻又不能在內心深處真的觸動你想瘦身的決心。

### 5 · 已有成效就放縱自己

　　瘦身堅持到了一定的階段，終於取得了一些傲人的成績，卻再也不能將瘦身堅持下去。總認為自己已經瘦下來了，於是就開始放縱自己，暴飲暴食，運動也由此畫上句號了，結果是又開始發胖了。

　　因為達到了瘦身的目標便感到得到了解放，可是你要知道，瘦身是需要堅持的。

### 6 · 經常暴飲暴食

　　中國人常說「能吃是福」認為能吃是福，打著不浪費糧食的旗號，給自己多吃找個理由。這時候其實並不是你的生理真

享瘦又排毒

正需要，「吃」對於你來說只是一種讓心情更加快樂的方式。

　　瑞典女作家塞爾瑪‧拉格羅夫說：女人一旦開始起一座宮殿，那麼就永遠不會竣工。這句話可以解釋為在想瘦的世界裡──我們，永遠在路上。但我們要記住這句話從今天起就要在腦海裡刪掉，我們要讓減肥看到效果，我們要在自己的人生裡讓減肥有一個終結。

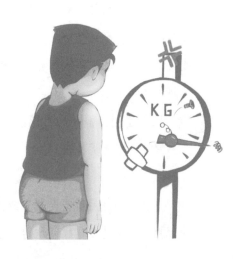

第一章

## 盲目減肥，會變老、人不瘦

　　很多熱衷減肥的美眉們都會發現，在看了一些減肥方法後依照其減肥，不但最後不能瘦身，反而發現自己越減越胖，然後產生消極抵抗的情緒，暴飲暴食，最後完全走上了一條和瘦身完全背道而馳的道路。如果你對這類美眉們的減肥方法做一下研究，就會發現，她們在減肥的過程中，存在很多錯誤的觀念，導致減肥的失敗甚至是越減越胖。因此，減肥一定要以科學的眼光看待，避免自己陷入錯誤的觀念，影響減肥效果。

### 常見的錯誤減肥觀念

**1‧減肥就是要消滅脂肪**

　　　大部分人在減肥過程中都認為，只有與脂肪「絕緣」，才能獲得窈窕的身形。其實，脂肪並不全是讓人長胖的原因，對於食用的脂肪來說，它們不僅不會在體內轉化為脂肪儲存起來，而且這類脂肪進入人體後的分解還能在一定程度上抑制脂肪在體內合成。

　　　其中，對於玉米油和橄欖油所含的脂肪，不但不會讓人長胖，還具有降低低密度脂蛋白的作用，因此被當做是減肥的絕佳食用油。另外，脂肪類食品有耐消化，抗餓的功效，因此

我不要變成胖達人　享瘦又排毒

食入後容易產生飽腹感，可減少對澱粉類食物以及零食的攝入量，這也能有助於減肥。可見，攝取適量的脂肪不但不會長胖，而且還對健美有益處。

### 2‧營養豐富會造成肥胖，因此減肥就不能吃的有營養

這樣認為的人是沒有認識到人體肥胖的真正原理，而以膚淺的眼光認為營養過剩導致了肥胖。其實，營養積累過多有可能引起人體肥胖，但肥胖的主要原因應是飲食中缺乏能使脂肪轉變為能量的營養素。

只有當人們的身體中獲得的脂肪轉化成能量釋放出去，脂肪才能變少，而體內脂肪在轉化成各種能量釋放的過程中，需要很多營養素的參與。

這類營養包括維生素B2、維生素B6等。富含這些營養素的食物包括奶類、各種豆製品、堅果、蛋類及動物肝臟和肉類，這類食物通常也被看做含有高脂肪的，因此被很多減肥人士列入減肥食品的黑名單之中，導致人體脂肪只攝入不能轉化為能力支出，即是脂肪攝入量少，日積月累也會讓人長胖。

### 3‧胖子喝水也發胖，所以減肥時水也要少喝

當人體攝入水分過少，導致體內水分不足時，人體便會不斷積儲水分作為補償，同時導致體內脂肪更容易積聚，從而引起肥胖。而且，飲水不足還可能損害身體健康，導致人體新陳代謝功能紊亂，讓人吸收能量多，釋放能量少。因此，絕不要在減肥時把水也一塊減掉。

**4.辣美人＝瘦美人，所以吃辛辣食物可以減肥**

人們都注意到泰國、印度等地的人很少出現肥胖，大多都擁有纖細的身姿，特別是印度美女的腰，如水蛇一般誘惑人心。據推斷這是與他們平日愛吃辛辣食品有關。因為吃辣容易流汗，加速新陳代謝，而且辣味食品只要吃一點點便可以讓人產生飽腹感，所以有減肥的效用。

但其實，吃辛辣食品也有副作用，長久採用辛辣食品減肥的美眉們容易讓胃部機能受損，更甚者出現胃痛或胃出血的症狀。並且吃太多刺激性食物會讓皮膚變得粗糙不光滑，易產生暗瘡，絕對得不償失。

**5.減肥時要減少食物攝入量，因此不應該吃早餐**

這種想法是非常錯誤的，早餐是一天中最重要的一餐，人體一天活動所需的能量接近一半都是從早餐上獲得的，不吃早餐不但不能達到減肥的目的，還會讓人一整天都精神萎靡，無法工作或學習好，最後因為早餐不吃太餓，導致中晚餐攝入過多的食物，與減肥背道而馳。

## 減肥不當帶來的危害

**1.掉髮**

對身體過瘦的人來說，體內脂肪和蛋白質均供應不足，因此頭髮頻繁脫落，髮色也逐漸失去光澤。如果過分節食，頭髮

則缺乏充足的營養補給，其中包括缺少鐵的攝入，便會枯黃無光澤，最後導致大量掉髮。

### 2‧骨質疏鬆

體瘦的女性髖骨骨折發生率比標準體重的女性高出一倍以上，這是因為身材過瘦的人體內雌性激素含量不足，影響鈣與骨結合，無法維持正常的骨密度，因此容易出現骨質疏鬆，發生骨折。

### 3‧胃下垂

以饑餓法減肥的女人常常感覺食欲不振、脹氣、脹痛，這都有可能是胃下垂的徵兆。胃下垂明顯者常見腹部不適、飽脹、重墜感，在餐後站立或勞累時症狀加重。胃下垂嚴重時還伴有肝、腎、結腸等內臟下垂的現象。

### 4‧貧血

營養攝入不均衡使得鐵、葉酸、維生素B12等造血物質攝入不足；吃得少，基礎代謝率也比常人低，因此腸胃運動較慢，胃酸分泌較少，影響營養物質吸收。這些都是造成貧血的主要原因。

### 5‧記憶衰退

大腦工作的主要動力源自於脂肪。吃得過少，體內脂肪攝入量和存貯量不足，身體營養匱乏，使腦細胞嚴重受損，直接影響記憶力，變得越來越健忘。

　　所以正在減肥或者正要減肥的女性朋友一定要做好一個減肥計畫，做到有原則的減肥，不能為了瘦身而盲目減肥，否則影響了身體的健康，即使體重下降了，也不會成為魅力女性。要讓自己養成良好的飲食習慣，堅持適當健身，維持充足睡眠，臉色才能呈現紅潤健康，身體充滿活力，善待自己的身體，才是最美麗的。

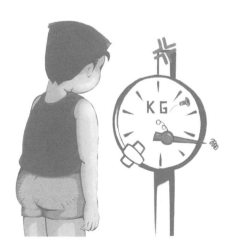

享瘦又排毒

## 減肥不必遠離美食，會吃才是上策

俗話常說：「容易胖的人，喝涼水也長肉」。其實不然。在肥胖人群的調查中，發現長肉的原因與食物本身沒有多大關聯，而與飲食習慣有著十分密切的關係。不良的飲食習慣是致肥的一個很重要很關鍵的原因。

近年來肥胖呈逐年增加的趨勢，人們也更愛骨幹美女。似乎是物以稀為貴。肥胖有研究表明這與飲食結構由傳統的高碳水化合物、高纖維飲食向高熱量、高脂肪飲食轉化有關。我們吃的食物會給身體帶來直接的影響。攝入的食物經消化後會透過你的器官和血液輸送到全身各處的血管，它已經成為你身體的一部分。所以攝入的食物不同，對你的身體也會產生不同的影響。而且，肥胖不是與攝入食物的數量有關，而是與我們吃進食物的種類搭配及飲食習慣有直接聯繫。

一般認為，高脂肪、高熱量飲食，過少食用蔬菜、大麥及粗糧會促進肥胖的發生，是肥胖發病率增加的重要環境因素之一。就飲食嗜好來說，喜歡吃甜食、油膩食物，及喜歡吃稀湯及細軟食物而不願吃纖維素食物的人，容易發生肥胖；而好吃零食及食後喜靜臥的人，肥胖發生率也較高。另外，偏食或食譜過窄

會招致與脂肪分解有關的若干營養素缺乏，造成脂肪分解產熱的生化過程受到限制，從而致使體內脂肪堆積而發胖。

肥胖從根本上講是熱量攝入量與熱量消耗間平衡失調的結果。熱量攝入過多又大多與不良的飲食習慣有關，很多肥胖者都有一個共同的特點，即食欲非常旺盛，他們的食欲已不再是滿足一般的生理需要，他們的熱量攝入量大大高於消耗量，多餘的熱量以脂肪形式沉積於體內，從而造成肥胖。

在飲食習慣中，進食的次數減少也會促進肥胖，成人若是少餐多吃會使脂肪沉積，而增加體重，同時還容易升高血清膽固醇而降低糖量。根據調查發現，在同一地區，在一天總食量相似的情況下，每天只進食1餐的比每天進食2餐的人群發生肥胖的比例高，而進食2餐的又比每天進食3餐的發生肥胖的比例高。

還有一項調查結果表明：在超過肥胖傾向指數24的被調查者中，有43%的人是速食主義者；此外，50%吃飯猶如囫圇吞棗的人都具肥胖傾向。吃飯速度過快，咀嚼時間過短，迷走神經仍在過度興奮之中，從而引起食欲亢進，往往導致飲食過量。

另外，進食時看書、看報、看電視，進食時間無規律和晚餐吃得太多等也可促進肥胖的發生。這是由於大腦皮層興奮泛

化、胃腸道功能紊亂，飽腹感不能及時發生應有的回饋作用所致。因此，儘量做到少食多餐、營造良好的進食氛圍，有助於控制肥胖。

　　可見，要想有效改善肥胖，要從飲食組合、飲食結構及飲食習慣著手，減肥保健的效果才最顯著、最可靠。與此同時，還應改變多靜少動的壞習慣，多去戶外活動，使當天攝入的熱量失去轉化成脂肪的機會。若長期堅持，又何胖之有？

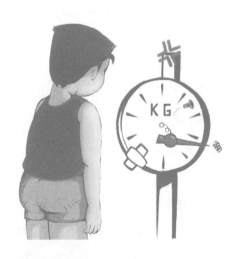

## 一週一公斤健康的減肥速度

　　肥胖，總是給人們帶來無盡的煩惱，不但影響形象而且也嚴重威脅著人體的健康。體重超標的人們總是想儘快地脫離「胖」。所以，一旦開始減肥，他們就希望越快越好，其實，任何事都過猶不及，體重下降得過快也會給身體帶來大問題。

### 體重下降過快會給減肥者帶來很多的問題：

　　首先，減肥者無論採取哪種形式的減肥方式，其目的都是要做到人體攝入的熱量小於消耗的熱量。因此，如果很短時間內體重大幅度下降，就等於身體在短期內流失了大量的熱量物質。這種時候各種問題都必然會找上門來，第一條就是營養不良。快速減肥往往意味著節食、大強度運動、藥物三管齊下，這就會造成體內營養成分快速流失而得不到及時的補充，勢必會導致營養缺乏。而營養不良又必定引起身體免疫力的下降和各個器官的運轉失常。

　　很多減肥過度的女性都會發現自己的月經變得不正常，且在經期肚子又涼又疼，這就是由於減肥過度引起了宮寒。因為採用非正常手段排出體內大量的水分和脂肪，致使身體熱量不足，自我保護出現了漏洞，此時寒邪就會乘虛而人，攻擊子宮。子宮

享瘦又排毒

是女性重要的生殖器官，宮寒不但會導致痛經、性欲下降，甚至還會引起不孕，給女性帶來終生的遺憾。因此，快速減肥者都應三思而行。

醫學界，還發現體重下降過快容易導致膽結石，主要原因是當熱量供應急劇減少，體內脂肪加速燃燒時，膽固醇就會隨之溢出，造成膽汁中的膽固醇含量急增，變得黏稠，進而析出結晶沉澱在膽囊中。同時，由於控制飲食而造成膽囊收縮力變弱，使膽囊無法及時排出結晶，於是形成了膽結石。

快速減肥還能導致身體的另一嚴重問題就是心臟病。因為快速減肥常常導致體重反彈，反彈後再減，減後再反彈。如此往復，使體重時高時低，起伏不定，從而加重了心臟的負擔。而且重複的減少和增加體重，會造成人體內膽固醇的含量大幅下降，更加大了心臟病的患病風險。

所以，建議減肥者在減肥過程中，一定要以循序漸進為原則，在體重緩慢下降的同時注意鞏固效果，保持體重穩定，防止反彈。否則，只會對身體造成無法彌補的傷害。

目前，國際上很多專家推崇每週瘦1斤的速度。其具體的理由如下：

## 理由一：一週一公斤，減肥同時不傷身體

一週只減一公斤的話，因為速度緩慢，就不需要採取節食或者大幅度控制食量的方法，只要採用慢消化減肥法就可以達到減肥目標，同時又可以維持身體所需的營養素得到充分的供應，不至於損害身體，影響人體生成代謝。而且，由於人體習慣於某個體重，就會自動保持在這個體重上不願改變，也就是通常稱的「定點理論」，因此，慢速減肥符合定點理論的要求，不會讓身體產生這種「逆反」給了身體的各個器官很好地適應以及及時調整的時間。

## 理由二：一週一公斤，減肥同時保護皮膚

隨著年齡的增長，皮膚的皺紋越來越容易產生，任何極端的措施都會導致皮膚受損，影響皮膚健康，引起皮膚皺紋產生。所以，可不要把你的皮膚當成橡皮筋，可以撐起來又縮回去。快速減肥法就是讓人迅速的瘦下去，但皮膚卻不能像橡皮筋那樣跟著迅速收縮，並且年齡越大，皮膚的彈性就越差，也就越不能跟著快速減肥法的瘦身效果迅速收縮起來，如果之後再反彈來回，折騰幾次，皮膚就會明顯老化。因此，對於一週一公斤的減肥速度可以讓皮膚自然地收縮，防止皺紋產生。同時，慢速減肥因身體營養充足，也能保持身體活力，臉色紅潤有光澤。

享瘦又排毒

### 理由三：一週一公斤，減肥同時維持生活品質

　　快速減肥的方法通常要求長時間節食，讓人餓得前胸貼後背，沒有力氣再去參加社交活動。而拒絕人際交往要付出很大的情感代價，也要承受一定的心理壓力。同時，饑餓減肥會遇到身邊很多人的激烈反對，還可能被同事們視為另類，影響人的正常生活。但一週一公斤的減肥速度就不會產生以上心理上的影響，你還是有機會和家人一起吃健康清淡的飲食，全家人的飲食品質也都能得到改善。甚至於你還可以偶爾和朋友外出聚餐，加強同事之間的感情聯絡。

### 理由四：一週一公斤，減肥同時養成良好的習慣

　　沒有人能長期使用快速的減肥法，更不要說是堅持一生了。因為快速極端的減肥措施，會讓人把這段減肥時間當做是一個特殊時期，然後產生特殊時期特殊對待的心態，完成特殊時期的任務後，生活又回到原來的軌道上。而且快速減肥法容易產生身體上的損害，也不適合長期持續。但是對於一週一公斤的慢速減肥法，它需要長期持續，所以當一個減肥措施已經實行了六個月了，便會成為一種習慣，養成這種健康的生活習慣後，會讓你感覺越來越良好，從而產生長期堅持下去的動力。所以，只有養成好的生活習慣，才能從根本上克服肥胖，從而擁有長期地健康和美麗。

　　很多人都有感觸，減肥是一項終身事業，需要堅持不懈才能自己每天醒來都面對一個纖瘦美麗的自己，任何一天的懈怠都會產生影響，因此，最好的辦法是採取一週一公斤的慢速減肥法，長期堅持，形成一種生活習慣，才能讓你整個一生都自始自終地擁有美好的身形，張揚的活力。

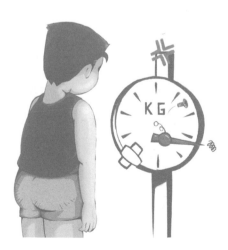

我不要變成胖達人 享瘦又排毒

## 不管多少歲都要享「瘦」

　　減肥瘦身就和美容養顏一樣，隨著年齡的變化該用不同的方法，否則就會影響效果。所以，要成功減肥，就要先瞭解隨年齡變化的「瘦身力」，並配以飲食調理，才能永保窈窕的身材。

### 20歲

　　人長到18歲時，體格、身高、長相大概已經定型了。到了20歲的時候，身體功能達到高峰，心律、肺活量，骨骼靈敏度、穩定度、彈性均到達最佳狀況，同時還有增高的機會，這是人生最有朝氣的時候。但隨著時光流逝，新陳代謝會變慢，廢物毒素容易積累；如果好逸惡勞，好吃懶做，不好好把握機會運動自己，脂肪就不易代謝，會影響身材曲線。

### 1‧生活建議

（1）不要久坐，約坐1小時後就要站起來走走路，伸伸腰，或者倒杯水，上洗手間，影印一下資料，就是不要讓脂肪有機會囤積。

（2）不要熬夜，要規律生活，以保持正常的新陳代謝。

（3）要選擇走樓梯，不要搭乘電梯、電扶梯。

（4）逛街購物時，要多走路，搭乘交通工具時可以提前一兩站

下車，再走到購物場所。

（5）上廁所時，最好不要直接坐上馬桶，離坐墊幾釐米保持平
　　衡，可以運動大腿。

## 2・飲食建議

　　　這時體能達到最高峰，需要攝取足夠的營養素維持，但為
避免營養不良，影響身體的成長，不能採用節食減肥法，而是
要均衡飲食，利用攝取均衡的營養幫助脂肪燃燒及代謝，降低
脂肪的堆積。每天至少喝2000mL的水，可以加速廢物的代謝，
而且喝含礦物質的礦泉水對刺激腸道有很大的幫助。

## 3・運動建議

　　　最有效的減肥法是運動減肥法，包括有氧及無氧運動，
有氧運動如舞蹈、跑步、游泳、爬山、跳繩、騎腳踏車：無氧
運動如舉啞鈴、擴胸運動、踢腿運動、腰部運動、臀部運動
等。有氧及無氧運動需要以交替的方式來做，既可增加身體協
調性，還能雕塑身體曲線。每週呼朋引伴跳舞30分鐘，每分鐘
可以燃燒35卡的熱量，每天累計一個小時，一星期下來也能減
0.5公斤。看電視的時候，可以邊看邊做運動至少30分鐘。

## 21～25歲

　　　脂肪細胞絕大部分在26歲前就已經形成，之後很難增加或
減少，所以必須在21～25歲這段時間將身材定型，不然就會成為
虛胖體質。25歲是人體的一個臨界點，人的生長和體力在這一年

# 享瘦又排毒

達到最高峰，可以在這個時候嘗試各種形象。不過21～25歲時玩興會大增，對於飲食又不忌口，甜的、辣的、鹹的都會往肚裡塞，只要飲食稍微不注意，身材都會走樣。

但由於這個年紀還屬於塑型階段，所以建議嘗試運用各種運動運動方式提高肌肉的緊實度，如瑜伽、有氧舞蹈等，都具有修飾身材的效果。

## 1・生活建議

（1）平時可以多穿合身衣物，加強減肥意識。

（2）隨時隨地挺直背脊，可以用到背部和腹部的肌肉，讓肌肉緊實，不容易下垂。

（3）睡眠要充足，可維持正常的新陳代謝。

（4）不要太懶惰，常勞動，利用整理辦公桌、家務時活動筋骨，在使用吸塵器時背脊要挺直，可以運動大腿肌肉，而且不會腰痠背痛。

（5）開車族要把車停遠一點，公車族可提前一站下車，以至少必須步行5分鐘才能到達目的地的標準來執行。

## 2・飲食建議

這時候身體功能仍屬於高峰狀態，常會不自覺吃進過多的東西，除了正常三餐以外，還常吃高油脂的素食、下午茶、宵夜及各式零食，所以一定要謹守只吃營養均衡的三餐原則，不

碰任何油煎、油炸、油酥的高油脂食物,下午茶、夜宵及各式零食,減少熱量的攝取。

(1)三餐原則是「早餐吃得好,午餐吃得飽,晚餐吃得少」,而吃飯的時候,要放慢速度,好讓大腦有時間形成飽足信號,消除饑餓感。

(2)不要飲用含糖分高的果汁、汽水飲料;喝咖啡、熱茶的時候,不要放糖和牛奶。

(3)宜多用蒸、煮、滷、燉、烤、涼拌的烹調方式,以減少油量攝取。

(4)每天至少要喝800毫升的水,讓胃袋的體積裝滿,以減少食物攝取過多。

### 3・運動建議

(1)每天要運動30分鐘,也可以快步走100分鐘,跳有氧舞蹈30分鐘,游泳30分鐘,或跳國標舞1小時,可消耗約很多熱量。

(2)可嘗試重力肌肉運動,每天做30分鐘～1小時。由於受過訓練的肌肉耐力及肌力都能得到改善,能夠承受較高強度的運動,能保持一定的能量消耗,有利減肥,而且可以達到雕塑身材的目的。

(3)訓練大笑運動,大笑100下具有燃燒脂肪的效用。

**26～30歲**

# 我不要變成胖達人‧享瘦又排毒

　　26歲和25歲只差一歲，可是就在此時，細胞新陳代謝的速度開始下降，稍微不注意，就有可能讓身材變形：我們會驚訝地發現，即使體重不變，腰圍、臀圍及大腿卻變粗了，甚至身體的靈活度都不如以前了，下蹲、跳躍、爬樓梯都顯得力不從心，還會喘個不停。

　　因此26～30歲的你千萬要改變心態，不能再像以往一樣亂吃亂喝，需要控制飲食，持續運動，以維持輕盈體態。最有效的瘦身祕訣

## 1‧生活建議

（1）生活要規律，少熬夜，睡眠充足。

（2）每週泡2～3次熱水澡，一次30分鐘，或泡溫泉，SPA一次，利用高熱冒汗，燃燒脂肪，排除身體廢物。

（3）可選購品質好，量身定做的塑形衣，將多餘的脂肪轉移到正確部位，使身材凹凸有致，達到瘦身效果。

（4）要經常拿出以前標準身材時購買的衣裙，給自己最大的心理暗示，一定要恢復到標準體重的範圍之內。

## 2‧飲食建議

（1）謹守只吃三餐原則，不吃下午茶及宵夜，避免吃進太多糖分及脂肪。

（2）三餐的量需要以基礎代謝率為基準，但一定要營養均衡，

絕不要挨餓。

（3）減少不必要的聚餐及喝過量的酒。

（4）進食時，要注意代換及計算餐點的熱量，不要吃得過量。

（5）不碰任何油煎、油炸、油酥的高油脂食物，避免過多的脂肪堆積在體內。

（6）要選擇無糖的飲料，不要喝含糖分高的咖啡、飲料及加工果汁，宜選擇糖分低的營養蔬果汁。

（7）碳水化合物的食物要減少，尤其是攝取精製、高油、高糖的麵食類至少要降低一半的量。

（8）每天要喝至少800毫升的水，以利廢物的排出。

### 3・運動建議

這個年齡的你，工作、家庭、生活瑣事繁忙，想要運動的意志力及時間都顯得力不從心，但為了不讓身材橫向發展，仍然需要忙裡偷閒，每天抽出30分鐘時間從事可以持之以恆的運動。跳舞、慢跑、游泳皆是不錯的全面運動身心的運動，除了可以燃燒脂肪，還能增強人體心血管、呼吸和神經系統功能。此外，還可搭配無氧的擴胸、踢腿、擺臀、舉啞鈴、瑜伽等強化肌肉、伸展筋骨的運動，可修飾身材。

## 31～35歲

30歲是女人青春和成熟結合最完美的時期，尤其這個時期是孕育子女的階段，最能展現女人的風韻。但是過了30歲以後，

享瘦又排毒

身材就開始走下坡路，如果能夠細心呵護，謹慎對待，還能保持標準身材及健康體態；如疏於照顧，忘了傾聽身體的聲音，不僅身材會走樣，甚至還會罹患因飲食不當造成的慢性病。

**1‧生活建議**

（1）能站著就不要坐著，能活動就不要懶惰，拖地、煮飯、抱小孩、整理房間都可達到減肥效果。

（2）可選品質好，量身定做的塑形衣，或是局部塑型襪、褲，一方面可將多餘的脂肪轉移到正確部位，一方面有暗示作用，必須減掉多餘的脂肪。

（3）平常穿著合身衣物，隨時隨地警惕自己要控制體重。

（4）每週泡1～2次海鹽熱水澡，溫泉或SPA，不僅能夠消除體脂肪，還可舒緩壓力。

**2‧飲食建議**

（1）需要謹守只吃三餐的原則，不吃下午茶及宵夜，避免攝取太多糖分及脂肪。

（2）不要只吃代餐，避免營養不足，降低了新陳代謝。

（3）需計算基礎代謝率。

（4）可經常服用具有消脂作用的中藥茶或花茶，可燃燒及代謝體脂肪，避免喝可樂、汽水、咖啡等含糖、咖啡因的飲料。

（5）要判斷正確的飲食法，不要道聽說塗，人云亦云，比如說辛

辣食物有減肥效果，就拼命吃咖哩飯、泰國酸辣湯；寒天有充足膳食纖維，可以排除宿便，就天天吃寒天。而是需要按照自己的體質，肥胖原因加以攝取，而不是減什麼，吃什麼。

（6）隨時隨地記錄每餐吃的食物，以調整每餐的進食量

### 3‧運動建議

（1）苦於工作與家庭兩頭的壓力，要挪出運動的時間並不容易，但為了不讓身材走樣，仍需要抽空運動。

（2）仰臥起坐及呼啦圈都是不錯的消小腹運動，除可運動腹肌之外，還能消耗腹部脂肪。

（3）利用假日，與家人一起到郊外爬爬山、騎單車，不僅可以消耗熱量，還能與家人共度週末。

## 36歲以上

36歲以後的新陳代謝率已經趨緩，但麻煩的是飲食習慣已經定型，一不小心，就會吃進太多高油脂，高糖分的食物。之後你就會發現肚子圓了、腰粗了、大腿變粗、臀圍變寬、尖臉變成雙下巴，而且背脊挺不起來，之前買的衣服完全穿不下去，要買大一號或兩號的型號：因此36歲以後的你更需要隨時檢視自己的身材是否開始變形，並立刻更正飲食習慣及運動習慣。

### 1‧生活建議

（1）每週泡1～2次海鹽熱水澡、溫泉或SPA，沐浴時，要檢查身材各部位是否多了脂肪，而且要時時提醒自己，絕對要控制飲食及持續每天運動，擺脫過多脂肪的威脅。

（2）下班或週末時要多走路逛街，不要老是坐著打電腦，或是看電視，一定要讓脂肪有燃燒的機會。

（3）逛街購物時，要多逛流行服飾店，激勵自己一定要向瘦身的目標邁進。

（4）常穿合身衣物，告誡自己一定要控制體重，避免數字直線上升。

（5）睡眠要充足，不要為小事失眠。

**2‧飲食建議**

（1）以均衡三餐為主，但飲食要節制，量要減少。

（2）不碰任何油煎、油炸、油酥的高油脂食物，少吃高膽固醇食物，多吃膳食纖維高的青菜、水果、全穀類。

（3）少吃含糖量的食物，如巧克力、糕餅、甜甜圈、含糖茶飲，即使愛吃都必須減少2／3的量，淺嘗即可。

**3‧運動建議**

（1）一定要找出自己最喜愛的運動，如舞蹈、爬山、跑步、搖呼啦圈、仰臥起坐等，而且要將這項運動變成生活的一部分，持之以恆每天做。

（2）隨時隨地都要緊縮小腹，挺直背脊，不要讓肌肉有鬆垮的機會。

# 管好你的新陳代謝，想不瘦都難

「生活不息，減肥不止。」這大概是很多美眉的口頭禪。某大學女生宿舍有一位女生，身形略顯肥胖，更要命的是她吃什麼都胖，所以每次減肥計畫都以失敗告終，無奈之下，她仰天長歎：「難道我只能天天喝水嗎？」不過，醫生的一句「你這種體質，可能連喝水也會胖」讓這最後一根稻草也沒了。

所以當其他室友可以放縱自己的胃，還不用擔心身材會走樣的時候，她卻在體重計上唉聲歎氣地檢查自己比昨天胖了還是瘦了。

上班後，發現同樣的故事仍然在上演。每個自認為比較胖的女同事旁邊都擺著體重計，把減肥兩個字掛在嘴邊，看著窈窕女同事就偷偷咬牙切齒。雖然不知道她們是否變得不再那麼豐滿，但看著隔三差五就壞掉的體重計，心裡怨怒老天真的如此不公，有些人喝水都胖，有些則怎麼吃都不長肉？

那些看起來狂吃不胖的人，有一部分是遺傳因素，一家人幾代都沒有胖子，先天基礎代謝就快，加上生活中喜歡動一動、蹦蹦跳跳基本上不會存儲脂肪。不過，這個不胖也不是絕對的，不是不胖，是時候未到。比如28歲、30歲後，你看看，內分泌改

變、基礎代謝變得遲緩，還是會胖的。

基礎代謝是決定人體重的重要因素，很多人成天把「新陳代謝」掛在嘴邊，而且自信他們知道這是什麼意思。

平時，我們也總會用「我的新陳代謝很慢」或者「他的新陳代謝一定很快」之類的話，來描述一個人很容易長肉或者減重。這說的是新陳代謝的功能，但不是它的本質。那什麼是新陳代謝呢？它的功能為什麼會受損或者增強呢？

**從根本上說，所有的代謝活動可以歸為兩大類：**

分解代謝負責破壞工作——它們分解大分子（比如食物中的碳水化合物、脂肪和蛋白質），釋放出燃料分子來使身體運作起來。這一過程不僅讓我們有能量來走路、微笑和思考，它還提供了合成活動中形成身體組織所需的能量。

合成代謝負責建設工作——細胞吸收了分解代謝產生的葡萄糖、脂肪酸和氨基酸，然後將它們轉變為身體的組織，比如肌肉、脂肪和骨骼。

很多影響體重的激素都可以歸入這兩大類中。例如，皮質醇是一種分解代謝激素，生長激素是一種合成代謝激素。合成代謝激素或者分解代謝激素都稱不上絕對的好或者不好，正常的新

陳代謝功能需要這兩種激素的參與，其中的竅門是取得激素平衡。這樣你才能燃燒脂肪、塑造肌肉，而不是相反的情況——沒有人會想儲存脂肪並消耗肌肉。

由上，我們瞭解到新陳代謝就是體內的生化變化，是動態的，不是靜止的，而且是可以改變的：可以變得更好，也可以變得的更糟糕。僅僅對飲食、習慣和生活方式做幾個小時的改變，就能夠對新陳代謝產生重大的影響，恢復身體燃燒脂肪和塑建肌肉的天然能力。

如果想追求即刻的效果，可以讓醫生開個處方，每天吃點含激素的藥就可以改變代謝環境。但是，這種方法會讓身體依賴於藥物，還有可能產生更不良的後果。但，當你選擇那些你的身體能夠自然識別的食物和運動，選擇自然方式來對帶新陳代謝，就能夠讓新陳代謝為你服務，而不是傷害你。

## 「低碳環保減肥法」讓你更輕盈

自「低碳」概念深入人們的生活，低碳飲食也逐漸引起廣大人群的關注，很多人在尋覓著「低碳飲食」的食譜。低碳飲食原意指低碳水化合物飲食，主要注重嚴格地限制碳水化合物的消耗量，增加蛋白質和脂肪的攝入量。

「低碳飲食」主要是作為減肥方式為人們所知，其強調不吃主食，以果蔬為主。這是一種營養瘦身和健康的膳食法，這種新的低碳營養瘦身理論主要有兩個方面：一是減少和限制對糖和澱粉的攝入，也就是不吃或少吃糖，米飯和麵食等；二是同時增補多種維生素，礦物質，氨基酸和必需脂肪酸等營養素。

「低碳減肥」除了食材的選取外，烹調方式也是重要的一部分。少加工，日常烹調中多採用清蒸、涼拌、白灼等簡單加工方式，減少油炸、油煎和隔水燉等碳排放量大的加工方式。簡單來說，低碳減肥法就是使人體由一台以碳水化合物為燃料的機器，轉變為以脂肪為燃料的機器。

因此，低碳水化合物飲食迫使人體內儲存的脂肪成為主要的能量來源。這多麼符合我們減肥、瘦身的初衷啊。低碳減肥法最大的好處就是可以使人在不知不覺中減掉體內的脂肪，為忙於

應酬、無暇運動或因工作、生活的不科學而導致一身贅肉的人提供一種簡單、快速、有效、並持續終生的減肥以及營養飲食法。

　　但低碳減肥也有自己的一些禁忌，下面我舉例說出，讓大家在低碳減肥的時候能有更好的效果。忌諱精製澱粉類食物，像精加工過的白米和白麵，由於糧食在精製過程中損失掉大量的營養素，只剩下「空洞的熱量」，所以食用精製碳水化合物除了增加脂肪外，沒有多少營養。忌諱糖，絕大部分飲料和零食都添加了大量的糖，在不知不覺中就吃進去了過量的糖。忌諱含大量澱粉的蔬菜，主要是根莖類蔬菜，像馬鈴薯、紅薯，它們的血糖指數很高。忌諱含糖量高的水果，像西瓜、香蕉。低碳減肥，對主食和糖類一概拒絕，提倡多吃蛋白質、豆類及堅果，這樣在減肥的同時不會因為缺乏必需的營養素而讓身體營養不良。

**除此之外，低碳減肥還需要遵循一些原則：**

1 · 每天必須三餐定時，或者較少分量的五餐。每餐之間相隔時間應該相對平均，絕不能超過6小時不進食。

2 · 每天可以自由食用各種家禽類、魚類、雞蛋和肉類，可以使用各種植物油，例如橄欖油等。

3 · 每日攝入碳水化合物不得超過20克，並且這20克碳水化合物必須全部來自蔬菜。

4 · 絕對不能吃的食物包括：水果、麵包、麵條、通心粉、米飯、澱粉含量高的蔬菜、乳製品（純乳酪除外）。頭

兩周不能吃花生等堅果類食物，瓜子也不行。同時含有高蛋白和高碳水化合物的植物，如豌豆扁豆等等，也不能在頭兩周進食。

5‧絕對不能吃任何不在允許食物列表上的其他東西。一點也不行！

6‧吃到不餓為止，而不是要吃撐！

7‧對於不清楚的食品，絕對不要假設它的碳水化合物含量低。

8‧不要忽略調味料中的碳水化合物含量，尤其是糖分。

9‧避免含糖飲料，包括減肥飲料。

10‧避免含咖啡因飲料，例如茶和咖啡。咖啡因會降低血糖濃度，從而誘發食欲。

## 學會維持能量的平衡，體重才不飆升

生活中的壓力無處不在，我們在盡心盡力的完成自己的本職工作。但是，如果上司做出不可理喻的要求，我們卻不能透過蓄勢還擊來釋放壓力。沒辦法，我們只能忍著，乾坐在那兒，放任腎上腺素和皮質醇隨著心臟的搏動輸送到每一根血管，同時還要掙扎保持鎮靜，當一個守本分的優秀員工。

持續過度地工作而沒有適當的放鬆，會使身體長期處於「戰鬥——逃跑」的模式之中，這樣會對器官和腺體造成持續性的損害，甚至會使身體的各系統全面崩潰。

當你的大腦過度勞累而活動量不足時，或者是當你睡眠時間太少而思慮太多時，生長激素含量就不能達到規律的日夜分佈。接著，不能正常地轉化甲狀腺素，饑餓激素生長激素釋放的含量也會飆升，飽感激素瘦素則會暴跌，血糖含量會高得驚人，不出數日，你的身體就會出現胰島素抵抗的現象。

我們崇尚勤奮工作，但同時我也相信努力工作後我們需要徹底的恢復。下面，我們介紹幾種讓我們的激素含量保持平衡的方法：

# 我不要變成胖達人 享瘦又排毒

## 1.每晚至少睡7個小時

　　一整晚的睡眠並不是一件奢侈品——而是健康的激素平衡的必需品。一旦你每晚的睡眠時間少於7個小時，你患糖尿病、癌症、心臟疾病、中風、抑鬱，還有增加很多很多體重的機會就會大很多。

　　但，如果你僅僅兩個晚上的劣質睡眠就會使你的飽感激素瘦素減少20%，而饑餓激素即生長激素釋放量則增加30%。這樣一來，在飲食上就更有可能吃些高碳水化合物的點心，而這對於胰島素含量來說，是再糟糕不過的資訊了。

　　為了阻斷貯脂激素，使燃脂激素得以完全釋放，所以，每晚至少需要7個小時的睡眠時間。睡前絕對不能吃碳水化合物。為了順利進入三期或者四期睡眠，你的饑餓激素生長激素釋放量必須處於高含量狀態。碳水化合物比任何其他營養物質都能更快地降低生長激素釋放量的含量，睡前進食的所有食物，尤其是碳水化合物，會使深度睡眠的開始時間延緩數小時。身體只有處於半饑餓的狀態下才可能釋放生長激素，所以進食碳水化合物後隨之而來的胰島素會自動干擾生長激素的釋放。

## 2.每天都要進行規律運動

　　運動是的預防肥胖的第一位良藥，它能對激素平衡產生巨大影響。當你真的用心去做時，運動能夠釋放燃燒脂肪的生長激素，降低皮質醇，並增加細胞對胰島素的敏感性。高強度

的運動甚至能短暫地提高可以促進新陳代謝的甲狀腺激素的含量，而且任何類型的運動都能提高睾酮的含量。

另外，運動還能透過提高DHEA（脫氫表雄酮）的含量，來促使疲憊的腎上腺提供更多的能量，並有助於緩解抑鬱。而且運動能使身體「沐浴」在內啡呔 （一種引起「跑步者愉悅感」的天然嗎啡樣生物化學物質）中。這種物質能改變身體對應激的反應，改善情緒，它甚至還能促進垂體生長激素的釋放。

## 3 · 善待自己

我們要學會對待自己像對待孩子一樣，要讓自己在有愛、有營養、有睡眠、有玩耍的狀態下生活。要善待自己，就要學會「自私」——自私意味著健康，在必要的時候我們要做到下面幾點。

（1）給你的朋友圈消毒。我們的大腦有特定的神經元會使我們自動地對周圍人的情緒作出反射。問問你自己：在跟誰相處的時候，我會覺得自己很糟糕？誰讓我覺得筋疲力盡？如果答案很明顯，那接下來，你就可以採取措施逐步減少和這些人相處的時間了。

（2）尋求幫助。沒有他人的幫助，任何人都寸步難行。要求工作晉升，請你的公公婆婆或岳父岳母來幫忙照顧小孩以便參加瑜伽課程，請訓練師來教你運動……《美國醫學會雜誌》的一項研究發現，每週能和教練簡短交流（通常只有

10～15分鐘）的人比沒有任何個人接觸的能減輕更多的體重。

（3）確定你的壓力來源。當我晚上睡不著覺，思緒萬千的時候，我就會起來寫下這些想法。同時，我會找出是什麼在困擾著我，然後想出解決的辦法。

（4）學習冥想。冥想對於大腦來說，就像運動之於身體，冥想可以強化前額葉皮質（調節情緒的腦區）的功能。研究顯示，增強該腦區的功能會讓人變得更加快樂，能讓人更快地從負面、消極的情緒中恢復過來。

（5）嘗試其他形式的運動。每週練習太極拳和氣功3次，12週後，受試者的BMI、血壓都顯著降低了，腰圍也明顯縮小了。他們在研究開始時，血糖值較高，但是3個月後，糖化血紅蛋白、空腹胰島素和胰島素抵抗情況都改善了。

（6）每週進行一次按摩。按摩還能升高5-羥色胺的含量，這與很多抗抑鬱藥物的作用相同。

（7）休假吧！每週工作超過40小時會使女性發生抑鬱症的機率增加1倍，男性受影響的機率增加33%。不要讓自己像傻瓜一樣坐著等心臟病發作，假期是你掙來的，接受吧。

　　現在，讓我們開始進行兩周的維持激素含量平衡的減肥計畫吧！在不久的將來你將會看到不一樣的自己。

## 調理激素，有助於修飾腰圍、曲線

激素是控制和協調整個身體活動的化學信使，當某一種激素的值下降，或者不管是因為什麼原因讓身體誤以為需要增加某種激素時，腺體就被激發了。釋放出來的激素隨著血流到達全身各組織器官內的特異性受體。每種激素及其受體就像鑰匙和鎖一樣相互配合。它們「哢嚓」一聲開啟後，就會啟動身體的特定過程，比如饑餓、渴、消化、肌肉塑建、脂肪儲存、月經、性欲等。激素控制著你所能想到的每一項活動。一旦動作結束，身體的內環境就恢復到一種穩定的狀態——不管是多短的一瞬間——然後整個過程周而復始。

影響人體體重的激素主要跟下面幾種有關。

### 1·胰島素——刺激食欲

當你吃東西時，胰腺會分泌胰島素，幫助營養成分迅速達到細胞內部，並轉化成能量，以供身體消耗。如果長時間禁食，或者運動之後，胰腺會分泌胰增血糖素。這時，人會產生饑餓感，甚至胃口比平時更好。

飲食不規律或吃糖過多，會增加血糖含量，還會使胰島素含量增多。而胰島素增多又會刺激你，想吃更多的糖。就像惡

性循環：吃糖——胰島素增多——想吃更多的糖。結果就是腰圍一圈圈增大。

對於這種情況，在工作或運動過後應及時補充能量。尤其是午餐和晚餐，一定要按時吃。當然，吃什麼也很有講究。既要營養，又不能含糖太多。蔬菜、水果、穀物……這些低熱量食物是不錯的選擇。

## 2．胰島素——年齡越大越容易發胖

經常吃得太飽，會導致惡性循環：胰腺需要分泌更多胰島素，來處理食物。同時，因為大的脂肪塊不易被分解，體重增加時，身體又需分泌更多激素，來幫助消化吸收。更糟糕的是，胰島素含量長期過高，會引起糖尿病。近幾年，兒童糖尿病患者人數的增加，大多是營養過剩、飲食無節製造成的。

隨著年齡的增長，胰島素的作用會被削弱。科學家認為，這也是女性年長後易發胖的原因。

所以，如果你不想隨著年齡增長而日益發胖，就要認真平衡飲食與運動間的關係。只吃低熱量食物，很難達到減肥目的，只有將運動與飲食結合起來，才能減輕激素對身體的負面影響。

## 3．皮質醇——壓力下的暴飲暴食

壓力很大時，腎上腺會分泌一種皮質醇的激素，以維持人們有足夠的精力。如果沒有皮質醇的幫忙，我們很難在巨大壓力下，保持緊張的工作狀態。不幸的是，皮質醇同時會刺激

人體對食物的渴望，尤其是糖和脂肪。事實上，科學家已經發現，工作壓力大的女性，體內皮質醇含量比普通人高，她們更喜歡吃東西，而且吃得比普通人多。

即使壓力再大，工作再忙，你吃的那些熱量也不會因此而消耗光。久而久之，平坦的小腹日益變大，逐漸隆起，腰部出現的「游泳圈」。

對於這種情況，就要持續每天做運動，運動不僅能調節激素的分泌，還能緩解工作、生活帶來的壓力。科學家指出，要想保持樂觀、健康的身心狀態，每週至少要運動5次，每次不得少於30分鐘。慢走、瑜伽……都是有效緩解壓力的方式。

### 4·雌性激素──促使生理期加大飲食量

從生理期前一周到生理期結束時，女性會不自覺地對糖、巧克力等零食產生興趣。體重就在這幾天悄悄增加了。其實，這些變化不易被發現，或者，你根本意識不到自己吃了很多。因為，並非大腦告訴你要吃東西，而是激素在搞鬼。它會影響你的食欲，使你在潛意識下做出吃的動作。

在此期間，受雌性激素影響，增加的體重實際上是積存於體內的水分。一般來說，生理期過後，身體恢復到原有工作狀態，積存的水分排泄掉了，體重也就隨之恢復正常。因此，在此時間過分限制飲食，沒什麼意義（但不可狂吃）。減肥，也不一定要刻意避開生理期，無論何時，只要方法正確，一定會收到預期效果。

### 5．雌性激素——塑造豐滿的女性體形

雌性激素是性激素的一種，可以幫助女性做好生育準備。即使你沒有生小孩的打算，雌性激素也會在生理成熟後，影響你的體形，使胸、腹、臀等部位逐漸豐滿。這些部位囤積的脂肪不僅用來保護胎兒，還能維持正常的生理循環。

女性的這個特點是由基因和性別決定的。所以，試圖完全改變身體曲線基本上是不可能的。過度運動，或者完全不吃脂肪，不僅會引起性冷淡、不孕等症狀，還會造成骨質疏鬆等疾病的發生。

如果你的體重指數（BMI）超過了25，那麼，罹患心臟病、癌症之類慢性疾病的危險很大，應該適當減肥了。但是，只要健康就好，不要過分追求苗條身材。太瘦的話，對骨骼也沒好處。

BMI的計算公式：體重（公斤）÷身高（米）的平方

### 6．胃饑餓素——使節食者倍感饑餓

一項最新研究發現：即使節食，體重也沒有減少的原因，一部分在於意識的作用。另外，還和一種被稱作胃饑餓素的激素有關。這種由胃分泌的激素，能夠增進食欲。在你節食的過程中，體內胃饑餓素的含量會增加。那些採取節食的方法而減肥的人，體內胃饑餓素的含量比正常人高出24%。此時他們的食欲也更旺盛，不知不覺中容易多吃。這就是節食減肥不易成功的主要原因。

　　儘管胃饑餓素能破壞減肥，但並非所有減肥者都會面臨
這個難題。如果，你能保持積極樂觀的態度，減肥過程將更輕
鬆、更徹底。減肥專家鼓勵大家，只要持續運動，不暴飲暴
食，保持積極的態度，你就一定能獲得健康的體形

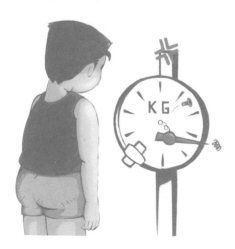

## 學會與胃對話，你才能健康享「瘦」

　　節食、運動、藥物……凡是能夠想到、做到的方法都試了一遍，結果，錢不少花，罪不少受，要麼減肥戰果難以維持，出現反彈；要麼出現身體失衡的表現，如：月經漸少、臉上出現色斑、情緒不穩…如何才能做到既減肥又不傷身體呢？

　　就是要養好我們的胃，雖然你看不見你的胃，但它每時每刻都反映著你的情緒變化。當你處於興奮、愉悅、高興的情緒狀態時，胃的各種功能發揮正常甚至超常，消化液分泌增加、胃腸運動加強、食欲大增。如果你處於生氣、憂傷、精神壓力很大的消極情緒狀態，就會使胃液酸度和胃蛋白酶含量增高，胃黏膜充血、糜爛並形成潰瘍。在你悲傷或恐懼的時刻，胃的情形更糟──胃黏膜會變白、胃液分泌量減少、胃液酸度和胃蛋白酶含量下降，導致消化不良。

　　胃好了消化和吸收才能相得益彰，該排的排掉，該吸收的吸收，才能瘦的健康，瘦的有型。一般來說，胃的狀態不好主要有三個原因，一與吃喝有關，比如吃喝不合適、不節制、不合理、不衛生等。二與生活安排和生活節奏有關，如緊張、過勞，情緒不良等等。三與心理深處還有消化不了的事情有關。

　　對這三方面的原因要分別對待。首先要合理地飲食，二是調節生活節奏與改善情緒。三是想辦法解決那些沒有消化的事情。

　　首先，養脾要和養胃結合起來。因為脾胃起升清降濁的作用，所以飲食千萬不要過飽，過飽之後就增加了脾胃的負擔，會引起很多的問題。現代人都不是餓死的，而是貪多撐死的。所以，每次只能吃得七八分飽，就不能再吃了，這一點是非常重要的。

　　再者，就是要控制情緒。在實際生活中，人們都有過這樣的體驗：情緒低落、精神萎靡不振時，就沒有胃口沒有食欲；當情緒高漲、心情愉快時，則食欲倍增。事實上，胃腸功能的改變的確可以稱作人體情緒變化的「晴雨錶」，而許多胃病的發病也是與人的心理、情緒息息相關的。

　　人的胃腸其實是有「情感」的器官，它們的蠕動尤其是各種消化腺的分泌，都是在神經內分泌系統支配下進行的。人在愉快的情緒下進餐，消化液會大量地分泌，胃腸道蠕動也加強，使消化活動順利進行，從而有益於健康。相反，在惡劣情緒下進餐，則可能導致消化功能降低，甚至發生紊亂。如果長期在惡劣情緒下進餐，就會罹患各種胃病，引起肥胖。

我不要變成胖達人 享瘦又排毒

　　並且配合一些按摩動作，適當運動可以幫助「胃氣」活動，增強其運化功能。年輕人減肥可用仰臥起坐功，在每天起床和睡前做20～40次；中老年人則宜用摩腹功，即仰臥於床，以臍為中心，順時針用手掌旋轉按摩。因為脾胃是在中焦的位置，如果直接按摩脾胃會不舒服，所以可以拍打、按摩位於上面的中丹田（膻中穴）和按摩下面的下丹田。膻中穴和下丹田之間就是脾胃，所以在膻中穴和下丹田兩個位置要多做一些按摩。

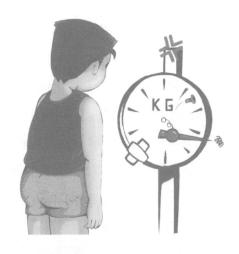

## 睡前三小時，減肥佳期有約

　　鈺嘉，今年十月馬上要和她的親愛的完結5年的愛情長跑，步入嚮往已久的婚姻殿堂了。10月份打算前往墾丁拍海景婚紗照。一切萬事俱備，只欠東風。一想到要穿美美的婚紗和禮服鈺嘉就開心得不得了，哪個女孩不想在那一天成為最美的新娘，可是望著鏡子中的自己怎麼看怎麼像一個發脹的饅頭。因為長期坐在辦公室，腰上的腿上的贅肉就像甩不掉的橡皮糖狠狠地附在身上。這怎麼是一個愁字了得。實在沒有更多的時間去參加健身運動。只有靠外力來解決當下的苦惱了。

　　鈺嘉求瘦心切，在網路上想買些減肥藥，又擔心有副作用。於是她上網向廣大群眾徵詢意見和建議，吃減肥藥是不是真的管用！後來，一位減肥達人建議她還是放棄藥物減肥，只要注意一下每天晚上的生活，就能在一個月內收到成效。

　　我們都知道睡前三小時是減肥的最佳時期，把這段時間利用好了那可是事半功倍。所以，減肥人士要調理好晚上的飲食和活動方法。

### 儘量避免大餐

如果睡前你非要吃某種發胖的食物，那就把這頓大餐的享受過程延長得久一點，把盤子好好刷一下，桌子好好擦一下，有必要的話你可以換上考究的餐具。然後在心裡默念一百個數字，在這之後，你就可以毫無罪惡感地吃東西了。

什麼？你不太想吃了？是的，食欲也是有一個反射弧的，拉得越長食欲就越弱。如果你的理智阻止不了一件事情的發生，那麼就想辦法讓這件事情慢下來。如果你沒熬到這個效果，那麼吃飯的時候咀嚼次數要多，要細嚼慢嚥，這樣不僅有利於唾液和胃液對食物進行消化，而且有利於減少進食。食物進入人體，血糖升高到一定的值，大腦食欲中樞就會發出停止進食的信號，過快進食，大腦發出停止進食信號前，你已經吃的過量了。

雖然有的人說連喝水都長肉，但是和其他東西比起來，水對你的身體還是挺夠意思的。如果睡前實在想吃東西，但又確實過了自己的吃東西的時間，那麼就慢慢來一杯水吧！

### 坐著不如站著

晚上打發時間的休閒活動，大多數是上網、看電視、看書。這裡建議大家站著去做這些事情。以前記得有一個媒體採訪

蔡依林日常的減肥方法，她說她從來都是站著上網的，因為上網的時候，時間會不知不覺過去，站著也不會特別累，又比較不會胖肚子。如果你在睡前上網的話，那麼就不妨站著上網，如果你還想要有瘦腿的效果的話，你還可以在兩個膝蓋中間夾一本書，這樣腿和屁股就會用力，長此以往，一定會有效果。晚飯後和睡前運動主要是為了把身體中多餘的熱量消耗掉。但是吃過晚飯不宜立即活動，那時候血液集中在腸胃進行消化工作，立即活動會影響消化。除此之外，還可以選擇吃完飯半小時之後，進行戶外運動。這個運動也就是快步走，時間要持續在半個小時以上，這樣全身的脂肪細胞才會充分運動起來，進行有氧呼吸才能把體內脂肪氧化，所以有氧運動才能減肥，加油哦！

# 我不要變成胖達人 享瘦又排毒

## 抑制荷爾蒙，超輕鬆的睡覺減肥法

減肥的方法有很多，但是適合懶人的減肥方法不多。不運動，不節食，不吃藥，簡單的睡覺減肥法，您聽說過嗎？

人體健康的睡眠時間7個半小時，而在這7個半小時中，深度睡眠會激發大腦分泌一種成長荷爾蒙，以指導身體把脂肪轉化為能量，這就是那些愛睡覺卻不節食的瘦人常保窈窕的祕訣所在。

如果你每天的睡眠時間不足7個半小時，那麼別再責怪那些瘦身食譜或者專家建言無效。你那喝白水也會變胖的體質，很大程度上緣於你短促的睡眠時間。

**下面我們來看看睡覺減肥到底是怎麼回事：**

### 1．睡得越多，脂肪囤積就越少

充足的睡眠能促進新陳代謝消除水腫、刺激生長激素，以指導身體把脂肪轉化為能量，這樣也就可以輕鬆地保持了苗條的身材。人體在睡眠時，身體機能運作會趨於遲緩，但新陳代謝功能仍會持續進行，積存於體內的熱量也能不斷地燃燒，也

就自然減少了脂肪的囤積。

## 2 · 睡得越多，吃的就越少

信不信由你，當你感到勞累的時候，你就會吃得更多。當女性的睡眠時間被剝奪了，就會導致體內的生長素的增加，也就是我們所說的瘦素，瘦素含量的上升，你就會食欲大增，自然就會攝入更多的熱量了。所以，當你的睡眠時間增加了，也就會減少熱量的攝入。

## 3 · 睡得越多，精力就會越旺盛

睡得越多，當然就會精力旺盛，這是人所皆知的事實。但是，其實精力旺盛也是能幫助你減肥的。因為當你精力旺盛的時候，你就會更願意花更多的時間來運動，這樣消耗的熱量也就會更多了。

綜上所述，我們瞭解到睡覺是可以減肥的。邊睡邊瘦身的確是一件非常愜意的事情。但是，生活中總是有很多的因素會影響你的睡眠。下面，我們來看看如何提高睡眠的品質，讓睡眠發揮它最強的減肥功效。

**如果你的睡眠不是很好，可以透過下面的方法來調整。**

## 1 · 睡前不要大吃大喝

在睡覺前大約兩個小時吃少量的晚餐，不要喝太多的水，

因為晚上不斷上廁所會影響睡眠品質。如果你經常在晚上邊吃東西邊玩電腦，那麼，苗條身材也就離你越來越遠了。如果你晚上覺得肚子餓的話，可以優酪乳、蔬果作為你的夜宵，只要控制好分量的話，它們也是非常好的減肥食品呢！

## 2‧持續有規律的作息時間

週末晚睡晚起已經成為現代人的一種非常不好的生活習慣。但是，這種不良的習慣會妨礙你的減肥計畫。如果你週六睡得晚周日起得晚，那麼周日晚上你可能就會失眠，這樣睡眠的品質也就會變差。另外，睡得過晚一般都會導致攝入過多的熱量！

## 3‧不要依賴安眠藥

現代人的生活壓力大，失眠也就是常見的情況了。很多女性朋友選擇服用安眠藥來擺脫失眠的痛苦。失眠，不僅會讓你精神不振，還會毀掉你的瘦身大計。但是，服用安眠藥會產生依賴性，對身體健康也非常不好。建議睡前喝一杯低脂牛奶，這樣能更好的入眠。

## 4‧選擇運動時間

運動是燃燒脂肪的最佳方式。但是，運動不是盲目地進行的，運動方式和運動時間都會影響減肥的效果。選擇下午運動是幫助睡眠的最佳時間，而有規律的有氧運動能提高夜間睡眠的品質。

## 饕餮大餐前，要做到氣定神閒

　　減肥就是與脂肪作鬥爭，挑戰自己的意志力。對於減肥人士來說最具誘惑力的就是面對豐盛無比的大餐。是啊，當我們面對一頓豐盛的大餐的時候，我們的手、口、足怎樣擺？如何放？怎麼才能讓這個過程變成一個享受的過程。

　　許多減過肥的人應該都有類似的經驗，那就是我們通常會對自己的減肥預期很高：把一個「50公斤」的目標高懸在一個體重80公斤的人的頭上，很顯然，這個目標是他在吃飽喝足了之後定下的。

　　所以，設定一個切合實際的減肥目標要比你牢記各種食物的熱量重要得多。全世界想減肥的美眉都希望能在一夜之間「甩」掉身上多餘的脂肪，想透過幾天的忍饑挨餓把體重「減」下來，但一天不到卻又忍不住大吃巧克力蛋糕。想知道是什麼讓你的意志不夠堅定嗎？是因為你的減肥目標太不切實際了！減得又快又多的幻想只會讓你更快地放棄減肥計畫，最好的做法是在短期內設定小一點的，實際一點的目標。

　　除了牢記目標，還要注意慢節奏吃飯

想不長肉最好的辦法就是給自己制訂一個盡可能慢的吃飯節奏。十有八九的胖子或者食欲超常的人，吃飯的速度都是非常快的。因為人對事物的欲望有一個神經反應弧，在弧長之內，人是很難控制自己的。那種見了美食就狼吞虎嚥的現象就屬於這個。如果你稍微放慢吃飯的速度，細嚼慢嚥，不僅能分擔一部分腸胃消化食物的負荷，而且還能超出這個神經反應弧，等到過了這個時間點，你的食欲就可以減弱，前一分鐘還香甜無比的食物，這一時刻已經看起來沒那麼好吃了，而且還會增加你的飽腹感。這樣你就可以自然而然地控制自己的飲食量了，這個方法比起那些努力對抗誘惑的辦法要理智的多。

**減肥期間，遇上聚餐怎麼辦？如果有聚餐，特別在晚上聚餐，還要做到下面幾點：**

1‧前一餐（或兩餐）吃好，以豆類和蔬菜為主。

2‧加餐是控制的基礎；出門前吃些蔬菜、水果、濃湯、小點心……不僅能讓你不至於大吃大喝，也可以讓你在進餐的時候保持優雅的禮儀。

3‧儘量從蔬菜吃起，然後是穀物，最後是肉類。這樣可以有效幫助我們控制油脂類食物的攝入。

4‧保持優雅的進餐禮儀。嘗試在聚餐的時候像淑女那樣進餐，保持優雅的禮儀，也可以讓你在聚餐的時候保持理智。

5．多運動，稍微多吃後不要自責，如果多吃，就多運動消
　　耗吧！

　　減肥期間遇上聚餐，你還可以多多和朋友聊天，分散注意力，少吃一些熱量高的食物，保持住你的減肥成果。如果實在不好控制，那就放縱一下吧，記得接下來幾天要刻意多安排一些運動，或者吃清淡一點。

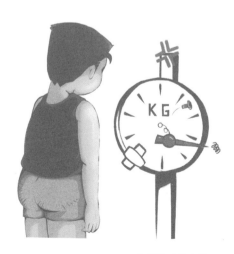

## 長期吃單一食品減肥，小心厭食症

單一食物減肥法，就是在一定期限內，通常是數日至一個月內，只食用一種食物，或是吃大量一種特定的食物，其他食物則一概不吃或少吃。如果長期利用這種方法，會引起厭食症，這樣將不利減肥。

小青，大學二年級學生。有天，她偶然聽到同學說她變胖了之後，便每天以吃蘋果代替正餐，吃飯時不是推說已吃過了就是吃後再悄悄摳出吐掉。三個月下來，體重從75公斤降至45公斤，並出現食欲消失，情緒明顯抑鬱，但她還不認為自己瘦，仍堅持控制體重，其母親發現後帶她前往醫院求治，經診斷為神經性厭食症。

還有一位女學生，體重80公斤，自覺過胖，便盲目節食減肥，每天吃一些番茄和水煮蛋。幾乎達到了不吃食物的程度。不到二個月，體重銳減至55公斤，但伴隨而來的卻是營養不良性水腫和神經性厭食症。

**這兩位同學吃的減肥餐都是具有很高的人氣，常被推崇的減肥食品。我們具體來看看它們到底對人體會造成怎樣的傷害：**

## 1．蘋果餐

　　最有名的蘋果餐有三日蘋果餐或是五日蘋果餐，這個極具煽動性行為，宣稱可以在三至五天之內減輕2～4公斤。一顆普通大小的蘋果約240克，約含100千卡熱量，這種減肥法對食用蘋果的數量沒有要求，可以說是餓了就可以吃。蘋果中含有糖類、纖維素、維生素A、維生素B、維生素C、礦物質及少量脂肪及蛋白質。長期以來，因為整天只吃蘋果及喝水，腸胃會受到很大的傷害，很容易造成厭食。

## 2．水煮蛋

　　水煮蛋減肥法在幾年前曾謂為風潮，每天三餐的主食就是1～3顆的水煮蛋，沒有油，也沒有調味，有點類似「高蛋白質減肥法」，這種減肥方法很容易會讓人體的味蕾失去知覺，慢慢的就發展成神經性厭食症。

　　這兩位同學的減肥方式明顯的是沒有科學依據，所以造成了神經性厭食症。神經性厭食是一種自己有意造成和維持的，以節食造成食欲減退，體重減輕，甚至以厭食為特徵的進食障礙，常引起營養不良，代謝和內分泌障礙及軀體功能紊亂。神經性厭食症最基本的症狀是厭食，食欲極度缺乏，身體消瘦。這種症狀的產生主要與心理因素有關，並不是消化系統器質性疾病引起的。

　　所以，告誡減肥族，如果真正想要健康的身體，不要從節食入手，而是應該調整膳食結構，低糖低脂高蛋白，多吃蔬菜水果。歌星卡蓬特就是因為節食罹患神經性厭食而去世的，這對世界文藝界是重大的損失，您若不想步入她的後塵的話，就不要選擇這些太過激烈的減肥方式，好好珍惜自己的生命。

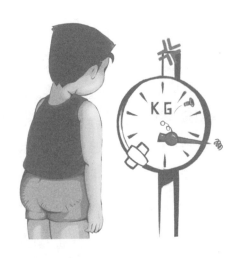

# 學習烏龜的精神，實行「慢減肥」

「慢減肥」，是用烏龜的速度來要求自己瘦身，看似十分可笑，其實也可以收到很好的效果的。「慢減肥」的方法主要有下面幾種：

## 1・細嚼慢嚥

美眉的媽媽告訴她，身材瘦的人因為吃飯慢，搶不過別人，到最後吃進肚子裡的東西少，所以就很瘦，很苗條。東西吃慢一點是可以瘦身，但並不是因為吃進肚子裡的東西少才變瘦的，這和大腦的活動有關：稱為瘦素的荷爾蒙要刺激中樞神經需要20分鐘左右，吃得快的人往往還沒感到吃飽，就已經吃得太多了；只有細嚼慢嚥，才能在吃得過多之前讓瘦素幫助你「刹車」，而且，透過細嚼慢嚥可以發現原本未曾發現的食物原味。

## 2・果蔬和茶慢解饞

時時刻刻都提醒自己小心身材，可是總有嘴饞的時候。營養專家告訴大家，嘴饞的時候別盡想著甜點零食，可以將芹菜、小黃瓜和胡蘿蔔切成條狀，一嘴饞就抓來嚼一嚼，順便補充一天的蔬菜量。

## 3・在舒適的燈光或燭光下用餐

減肥這樣做：吃不胖、人不老、真享瘦

據研究，人在霓虹燈下的飯量可以比舒適燈光下的飯量高一倍。也就是說，儘量在舒適的燈光下用餐，胃口可以變小，所攝入的熱量自然也就減少了。

## 4·用粗糧代替精糧

專家建議進餐時可用糙米、五穀米代替精緻米，這些粗糧不僅是可以細嚼的食物，透過細嚼更可以吃出美味。黃豆也是可以細嚼的食物之一，它可以降低膽固醇，其植物雌激素也可以增加骨質密度，更可預防更年期症狀。

另外，慢慢喝茶也能有效地解嘴饞，而且中國茶多數都有促進脂肪代謝的效果，茶中含有能分解腹部脂肪的元素。

## 5·每週兩次「慢」運動

太極與瑜伽都是「慢」運動中的佼佼者，表面從容不迫，波瀾不驚，運動後卻是大汗淋漓。看似平緩的瑜伽，每小時熱量消耗達0.3千卡的熱量。究其原因，太極和瑜伽都強調大腦對身體的控制性，即平衡能力，要求練習時腦力高度集中。每10分鐘的平衡練習至少可以消耗0.07千卡的熱量，相當於2塊威化餅乾的熱量。

因此，建議大家在減肥的時候，不要急於求成，選對方法慢慢的瘦下來身體才不會被傷害。

## 春季減肥，輕鬆燃脂甩肉

　　一年之計在於春。春天是萬物開始生長的時間，也是減肥人士開始計畫減肥的時間。春天減肥，分秒必爭。為此，不妨利用一下你晚上看電視的時間，邊看電視邊做運動邊減肥，以完成你的瘦身美夢。

**下面我們看一看哪些是春季減肥的大敵：**

### 1．甜點零食

　　很多人都抵不過甜點，尤其是感到生活乏味或看電視時會吃過多的零食。吃零食等於吃熱量，有些零食的熱量很高，比如堅果類食物含油多，香蕉、開心果、腰果。薯片、膨化食品含澱粉多，糖果、乾果、甜飲料含糖多，牛肉乾、魚片含蛋白質多，產生的熱量消耗不了，就會以脂肪的形式儲存起來。

### 2．貪吃碳水化合物

　　碳水化合物經腸道消化變成單糖（葡萄糖、果糖、半乳糖）後被吸收入血，一部分被組織直接利用產生能量供人體需要，一部分儲存在細胞裡，如果還有多餘的單糖，就會變成脂肪儲存在身體中。含碳水化合物的食物有糧食、豆類、奶、水果、乾果、蔬菜。

減肥這樣做：吃不胖、人不老、真享瘦

### 3．吃太多的油

油，是減肥的人士的大忌。油，不只包括肥肉，炒菜的油。還包括瓜子、花生、核桃、松子、榛子等這些堅果類的食物。有人愛吃這些零食也等於吃了很多脂肪。

脂肪是減肥的大忌，而為了防止發胖，就要少攝入脂肪含量高的食物，說白了就是少吃油。油用醫學術語稱之為「脂肪」，植物油和動物油都是脂肪，植物油是純脂肪；肥肉的主要成分是脂肪，脂肪還存在於內臟、蛋、奶、豆製品、甚至糧食裡，某些蔬菜（如毛豆）都含有一定量的脂肪。

### 4．過量蛋白質

含蛋白質的食物多為肉類、蛋類、奶類、黃豆類、糧食，蔬菜和水果也有少量的蛋白質。含蛋白質豐富的食物（肉、蛋、奶、黃豆）都含高脂肪，這些食物吃多了脂肪也會隨著進入體內。

蛋白質的代謝產物要從腎臟排泄，蛋白質吃多了會加重腎臟的負擔，代謝產物超過了腎臟的排泄能力會造成「氮質血症」，對身體有害。

### 除此之外，還要注意下面兩點：

### 1．多做燃脂運動

定期做有氧運動會幫助你燃燒更多的熱量。而耐力訓練也

是可以幫助你建立肌肉並且提升新陳代謝的一種減肥運動。每
天持續30分鐘的有氧運動能幫助你快速減肥。

## 2・檢查你的甲狀腺

新陳代謝減慢的其中一個原因就是甲狀腺的問題。如果你
有持續規律的運動和健康的飲食習慣還是瘦不下來的話，很有
可能就是你的甲狀腺出了問題。到醫院做個檢查，不僅僅是為
了能成功減肥，也是為了你的健康。

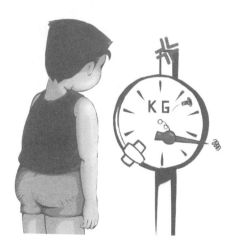

減肥這樣做：吃不胖、人不老、真享瘦

我不要變成胖達人 享瘦又排毒

## 夏季減肥，拯救曲線

在炎熱的夏天，不喜歡戶外活動，更不喜歡劇烈的運動，只喜歡在開著涼快空調的室內，窩在沙發裡當個「沙發馬鈴薯」。懶人想瘦身，如今也有了新方法。

**在夏季減肥時，要注意下面幾點：**

### 1·悶熱的天氣做劇烈運動減肥

為了達到快速的減肥效果，很多人選擇在炎熱的夏季做跑步、跳繩等運動，尤其喜歡選在天氣十分悶熱時，越悶運動幅度越大。結果運動下來，心率過速，胸口發悶，呼吸困難，有時還差點暈過去。

這是天氣濕度過高過熱和劇烈運動造成的損害，嚴重的話甚至會導致心臟病、關節炎、呼吸道疾病、猝死等症狀。所以建議減肥的美女們多選擇些瑜伽呼啦圈等強度不大的運動。

### 2·在空調房裡運動

很多減肥的人，為了避免夏天潮濕悶熱對身體的影響，改在開空調的室內跳繩、搖呼啦圈、呼吸、心跳的不良情況倒是沒有了，但是常常感到頭痛，還特容易感冒。這是因為空調房中溫度較低，出汗之後毛孔剛張開又受冷收縮造成的。

**此外這裡還有一組簡單的沙發操推薦給大家：**

## 1·腳蹲踞操

利用平坦的沙發側面，腰部以上保持直立，以單一腳板頂住沙發，雙腳之間的距離約與肩同寬，然後屈膝做上下擺動的姿勢，擺動的幅度約為90度效果最佳。雙腳輪流交替，重複同樣動作各約20次。

## 2·雙腳踩踏操

上半身以最舒服的方式躺在沙發椅座上，雙腳略微騰空做踩腳踏車狀，儘量利用大腿肌肉帶動踩踏動作，包准你穿上緊身褲時的線條讓男人很難移開迷戀的視線。

**夏季減肥在飲食上要注意：**

### 1·一日三餐要合理

要做到吃好早餐，吃飽午餐，吃少晚餐，一日三餐的熱量比應該是3：4：3。要遵循低熱量的全日膳食調配原則，健康飲食才是減肥瘦身、永不反彈的關鍵哦！另外，晚餐吃得過晚也會導致熱量無法充分消耗掉，容易導致肥胖，對減肥非常不利。

### 2·飲食清淡

可以盡情盡興，大吃特吃新鮮水果和蔬菜（不用擔心會發胖，因為水果和蔬菜能減少脂肪，增加複合碳水化合物），以

減少你對其他食物的需要，不過，也不必把自己搞得像個苦行僧，可以偶爾吃個蛋捲霜淇淋。

### 3・少量多餐

對於減肥者來說，幸運的是，炎熱的天氣會抑制食欲。由於並不覺得怎麼餓，我們常常不想吃飯，但可能一挨到太陽落山，氣溫下降，我們就想洗劫餅乾盒和冰箱。所以，提醒你，如果想減肥，可以每天吃5次飯，每次吃的數量要少，時間要平均，這樣就能起到減肥的作用。

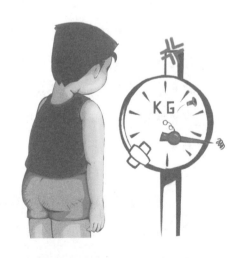

## 秋季減肥，不出門輕鬆瘦

秋季是減肥的重要季節，經過夏季的運動，很容易就會在秋季「滋補」的概念下養成好吃懶做的狀態，這就很容易造成秋日虛胖的情況。秋季如何減肥呢？秋天減肥有什麼需要注意的，秋季吃什麼減肥？

**下面我們就來看看秋季減肥的需要做到那些：**

### 1．微胖人兒要忌嘴

秋天氣候宜人，美食也似乎更誘人了。抱著炸薯條、可樂窩在沙發裡是多麼的幸福；大魚大肉的火鍋看起來也非常有食欲；餐桌上的菜肴也漸漸豐富，油膩的紅燒肉、燉菜又漸漸走上餐桌。

這時候往往會抵抗不了誘惑而大吃大喝，讓持續一夏的減肥成果毀於一旦。肥胖者在秋天依然要忌嘴，應多吃一些低熱量的食品，如赤豆、蘿蔔、竹筍、海帶、蘑菇、豆芽菜、大蒜、辣椒等。

### 2．合理按摩更容易瘦

合理按摩可使肌肉活動增強，血液循環加快，尤其是腹部按摩，利用揉捏的動作對於脂肪的改善很不錯，不僅可以加

快脂肪代謝促進血液循環和熱量消耗，還能促進腸蠕動，增加排便次數，減少腸道對營養物質的吸收，因而減肥效果更為顯著。

腹部按摩方法：雙手掌從腹部劍突下推至恥骨聯合上緣，連推12次；將兩手置於腹部左右兩側，從肋緣下推至骨盆處，連推12次；用左手置於臍周圍，右手按在左手上面，揉按臍圍，按順時針和逆時針方向各揉12次。

### 3‧有氧運動燃燒脂肪

秋季天氣涼爽，是進行全身有氧運動減肥的好時機。全身運動能夠使身體更加苗條，整體上更好看，有氧運動讓身體每一個部分都能得到運動，當然每一個部分也都可以得到適當的休息，這樣就不會因為僅僅運動某個部位造成訓練過度，避免帶來額外傷害。

較好的運動減肥項目以運動量和強度中等、維持時間較長的快走、慢跑、騎自行車、爬山、跳繩等全身性有氧運動為主，結合各種減少腹部脂肪，增強腰、腹、背部肌肉力量的運動效果更好，晚飯之後和家人朋友一起散散步也是不錯的減肥方式。

此外，在秋季多是風大的天氣，相對室內運動更適合。這裡推薦給你四種室內運動：

1・看電視順便搖一搖呼啦圈：搖呼啦圈每公斤體重每小時
可消耗約5大卡的熱量，以45公斤的體重為例，一個小時
大約可消耗45（公斤）×5大卡＝225卡的熱量，而且假
以時日還會變成纖腰款款的美人。

2・買片韻律操DVD跟著跳：針對身體各部位的結實身體曲
線的運動，簡單又沒有場地限制，每公斤體重每小時消
耗4.2～5.7大卡的熱量。

3・爬樓梯：來來回回爬樓梯，可增加心肺功能，每公斤體
重每小時消耗的熱量更是驚人，有10～18大卡。

4・跳繩：連小學生都會的運動，每公斤每小時消耗10～15
大卡的熱量。

我**不要**變成胖達人享瘦又排毒

## 冬日瘦身，超能瘦的時節

冬天來了，也許有人覺得這個季節不用再為了身材肥胖而煩惱，因為穿上大衣，誰也分不出身材。可實際上並不是如此，因為在這個美麗「凍」人的時代，冬天也可以成為美眉們炫耀好身材的大好時機。冬季仍然得注意減肥，不妨來看一看這個冬天容易減肥成功的絕招吧！

### 1・拒絕劇烈戶外運動

眾所周知，運動是減肥的最好方式。但是，在冬日裡卻不適合譬如跑步、跳等劇烈的戶外運動。因為冬季室內外溫差比較大，劇烈運動後容易讓身體受涼以及引發上呼吸道感染。一般來說，冬季裡非常適合散步、跳舞、高溫瑜伽等比較舒緩的運動。需要注意的是，冬季頭部比較容易受涼，而體涼也容易造成血液循環過緩、增長脂肪。所以運動前為自己準備一頂保暖的帽子非常重要。

### 2・拒絕黑巧克力

一直以來，在減肥的路上，巧克力就猶如仙人球，一般讓人只可遠觀。但是，黑巧克力並不等同於巧克力：根據最新調查研究，黑巧克力不但可以讓心情變得愉快，它還如綠茶一般對瘦身起到很好的效果。之所以黑巧克力更適合冬季，是因為

它的食性是溫和的,相比較與綠茶等夏日減肥涼性食品,黑巧克力是冬日減肥的不二選擇。

### 3 · 適當的低熱量飲食

高熱量是減肥的天敵,這是眾所周知的祕密。而控制每日攝取的熱量,也成了許多減肥女士們非常關注的事情。但是,如果一味和其他季節一樣保持過低熱量飲食,不但不能滿足身體的營養需求,也不能夠抵禦冬季的寒冷。專家指出,冬季每日最低的熱量攝取量不能低於1400千卡,所以想要在減肥之路上不失去健康的女人們,從現在就開始增加熱量的攝取量吧!

### 4 · 不要癡迷減肥藥

立竿見影的減肥效果是許多人夢寐以求的,所以吃減肥藥成了必不可少的瘦身方式。但是許多人並不知道由於冬季人體會像冬眠動物一樣新陳代謝緩慢,這時候減肥藥物裡的激素就會停留在體內長時間排泄不出去,這會對健康造成極大的威脅。減肥的前提是健康,所以為了健康,請在冬季停止服用減肥藥吧!

**冬季運動減肥的時候,還要多注意:**

### 1 · 熱身活動要充分

氣候寒冷,人體各器官系統保護性收縮,肌肉、肌腱和韌帶的彈力和伸展性降低,肌肉的黏滯性增強,關節活動範圍減

# 享瘦又排毒

小。再加上空氣濕度較小，所以使人感到乾渴煩躁，感到身體僵硬，不易舒展。如果不做熱身活動就運動，往往會造成肌肉拉傷、關節扭傷。所以，冬季健身運動時，尤其是在室外，首先要做好充分的熱身活動，透過慢跑、徒手操和輕器械的少量練習，使身體發熱微微出汗後，再投身到健身運動中。

## 2‧衣著厚薄要適宜

冬季進行健身運動，開始要多穿些衣物，穿著衣物要輕軟，不能過緊，熱身後就要脫去一些厚衣服。運動後，如果出汗多，應當把汗及時擦乾，換去出汗的運動服裝、鞋襪，同時穿衣戴帽，防止熱量散失。

另外，在室外進行健身運動更要注意保暖，運動完後身體發熱較多，總想涼快一下，但切不可站在風大的地方吹風，而應儘快回到室內，擦乾汗水，換上乾淨衣服。

俗話說：「寒從腳下生。」由於人的雙腳遠離心臟，血液供應較少，加上腳的皮下脂肪薄，保暖性差。所以，冬季在室外進行健身活動特別容易感到腳冷。若頭、背、腳受冷，冷空氣從毛細孔和口鼻侵入身體，不但影響健身運動效果，還會感冒生病。

## 3‧環境要舒適

冬季人們習慣把健身房的窗子關得緊緊的。殊不知，人在安靜狀態下每小時呼出的二氧化碳有20多升。若十多人同時進行運動，一小時就是200升以上。再加上汗水的分解產物，消

化道排除的不良氣體等，致使室內空氣受到嚴重污染。人在這樣的環境中會出現頭昏、疲勞、噁心、食欲不振等現象，運動效果自然不佳。因此，在室內進行運動時，一定要保持室內空氣流通、新鮮。另外，冬季也不宜在煤煙彌漫、空氣渾濁的庭院裡進行健身運動。同時要注意，氣候條件太差的天氣，如大風沙、下大雨或過冷的天氣，暫時不要到室外運動。若想到室外運動，應注意選擇向陽、避風的地方。

## 4·運動方法要合適

由於冬季寒冷，身體的脂肪含量較其他季節有所增長，體重和體圍相應增加，這雖然對瘦人增重長胖有益處，但對肌肉輪廓、線條和力度的發展不夠理想。

因此，冬季健身要提高運動的強度和力度，增加動作的組數和次數，同時增加有氧運動的內容，相應延長運動時間，用以改善機能，發展專項素質，消耗體脂，防止脂肪過多堆積。

另外，注意運動間隔要適當短一些，尤其在室外應避免長時間站立於冷空氣中。如果間隔時間過長，體溫下降，易使肌肉從興奮狀態疲憊下來，黏滯性增大，這樣不但影響運動效果，而且再進行下組練習時容易受傷。

## 如何做到減肥不減胸

　　每個女人都希望自己有曼妙的身材。面對減肥會不會減胸，很多女性有諸多的疑惑和不解。因為事實告訴我們，減脂後乳房會嚴重「縮水」。

　　這究竟是為什麼呢？這是因為我們胸部的四分之一都被脂肪佔據著，在減肥過程中，全身的脂肪都會被緩慢消耗掉，我們嬌貴的胸部也不例外。但最先瘦下去的說法卻是不可信的，因為消耗部位的順序與多少是不以我們的意志為轉移的，我們身體的其他部位也會隨著脂肪的消耗而縮小。

**「搶佔」胸部脂肪，不讓罩杯變小，只要在減肥的時候注意以下細節就可以：**

### 1‧對神速型減肥說「不」

　　千萬不要嘗試在短時間內急劇減輕體重，因為快速減脂會導致乳房急劇「縮水」，並且很難恢復，得不償失！想要讓胸部保持健康，守住脂肪，就要儘量保持讓體重勻速下降。最佳的減脂速度是每週1～1.5公斤，不要再多了，否則不僅乳房脂肪會迅速流失，你的健康也會受到危害。

## 2．讓健美胸肌成為乳房的護花使者

你知道是誰在默默守護我們的乳房嗎?是胸大肌，它位於乳房下面，與塑造乳房形狀的纖維組織相連。想像一下，如果我們讓胸肌更飽滿結實，是不是就好像有個充實的地基?就像隆胸手術是置入一種介質，而胸肌練習則是讓身體自身的肌肉長大成為「介質」。

當然，胸肌的發達程度跟自身的體質是相關的，它不可能長到無限大。胸部的練習有很多，從簡單的俯臥撐，到使用力量設備的推、舉、擴胸等練習，都是幫助我們發達胸部肌肉的好方法。

## 3．改掉「小」視胸部的壞習慣

也許你不承認，但大多數女性通常都存在尺碼上的迷思，「小」視自己的胸部，並錯誤地認為胸罩穿好就是要有緊繃的感覺。其實不然，號碼太小不僅包裹不住胸部，還將導致血液與淋巴液流通不暢，並可能加劇乳房組織向腋窩移動，使胸部變小，導致「副乳」的出現。

下次選擇時不妨試一件罩杯大1碼而胸圍小1碼的內衣，穿好後左右旋轉一下上半身，如果胸罩最下圍鋼圈沒有絲毫移位則表示剛好合適。

## 4．保護胸部，與椅背相隔一掌距離

坐姿是女性姿態的關鍵因素，正所謂「成也蕭何，敗也蕭何」，胸部也不例外，可能一週中你只能抽出兩個小時做健身

運動，但坐姿卻是每天以6～10小時來計算的。正確的坐姿可以讓胸部正常伸展，加速胸部的血液及淋巴循環，讓胸肌完成「日常作業」，更有活力。

　　最佳坐姿：上身自然挺直，腰部距椅背一手掌的距離。當保持這個坐姿時，身體脊柱將呈現最佳弧度，胸部伸展，身體原來的支撐點也將由脊柱自然移至臀部，使坐姿更輕鬆舒適。

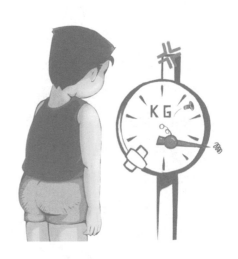

## 過度運動減肥，小心誤入地雷區

當今社會以瘦為美，擁有一個健康完美的身材也就自然而然地成為了廣大愛美女性所共同追逐的目標，「減肥」、「瘦身」似乎就理所應當地被推到了時尚話題的前沿。眾美眉們為了達到瘦身的目的真可謂是費盡了心思，她們大都使用「節食」和「運動」這兩種減肥方法。但是因為「節食減肥」極度考驗人的意志力，所以很多採用此法寶的美眉在「節食減肥」的計畫中半途而廢，於是又開始了瘋狂的「魔鬼訓練」，試圖用高強度的運動來達到消耗脂肪，達到減肥瘦身的目的。

張小姐，23歲，65公斤，160公分。是一名辦公室文書人員，因常伏案工作，故身體偏胖，為此感到十分苦惱。姐妹們鼓勵她在空餘時間多做運動，可藉此消耗體內多餘脂肪和熱量。張小姐持續了很久，可效果卻不理想。應該說運動強度很大，累得經常感覺腹中饑餓，吃幾塊糕點後，又繼續運動，可一段時間以後，她發覺體重不但沒有減輕，反而有上升的跡象。

為什麼造成這樣的現象呢，我們來看看專家們的解釋。專家認為，適度的運動可以促使肥胖基因分泌瘦身蛋白，有助於控制體重。但你若因此而以為運動量越大減得越多，那可就錯了。

運動強度太大，不但不會促進瘦身蛋白的分泌，反而會抑制肥胖基因，讓人食欲大增。

有運動機構做過這樣的實驗，研究人員讓72名女性試驗者進行跑走結合運動30分鐘。運動結束後，檢測她們血液中肥胖基因分泌的瘦身蛋白的濃度。結果發現，86%的試驗者的瘦身蛋白濃度都有明顯上升。同時，另一家運動機構做了類似的試驗，得到的結果卻是完全相反的，因為這項研究是以激烈的馬拉松長跑作為測試專案的。

為什麼運動減肥要這樣重視瘦身蛋白呢？因為，瘦身蛋白與食欲控制和熱量攝入都具有密切的關係。其濃度上升則具有抑制食欲的作用，其濃度下降則反映出身體正處於熱量不足的狀態，從而促使食欲上升來攝取熱量。當運動適度時，人體消耗的熱量依然在合理的範圍內，不會影響體內的能量平衡，反而能讓肥胖基因產生瘦身蛋白，抑制食欲。而一旦運動過度，人體內熱量消耗得太多，就會導致體內熱量儲備失去平衡，於是肥胖基因就會抑制瘦身蛋白的產生來提高食欲，以促使人體攝取更多的熱量。

調查發現，當運動強度消耗熱量達到800～1000卡路里的程度時，瘦身蛋白濃度就會轉為下降。因此，運動醫學專家建議減

肥瘦身者，把運動時間最好控制在30分鐘到1小時，強度以臉紅流汗為標準。另外，如運動後體溫上升，則會起到抑制食欲的作用，反之，則會使食欲增加，這也可以作為運動是否適度的參考標準之一。

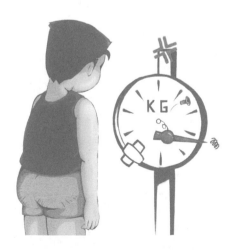

我不要變成胖達人‧享瘦又排毒

## 依靠藥物減肥不可取，瘦身沒有捷徑

很多人士減肥，依賴減肥藥，他們總是認為藥物減肥簡單可行，既不用忍受節食的痛苦，又不需要去大量的運動，並且減肥藥見效快。因此，藥物減肥看上去彷彿是最理想輕鬆的瘦身方法。

羅馬不是一天造成的，當然肥胖也不是一天造成的，所以瘦身塑體也絕非一日之功，認為簡單地吃幾粒減肥藥就萬事大吉是不對的。任何瘦身的藥物基本都是化學製劑，我們常常說「是藥三分毒」，既然有毒就具有一定的副作用。而且不同種類的藥物，副作用也各不相同。

藥物減肥的副作用很多，有些減肥藥物能抑制消化系統對脂肪的吸收，將脂肪或容易轉化成脂肪的物質排出體外，因此就會引起腹瀉、脂溶性維生素吸收不良等症狀。還有一些減肥的藥物是根據抑制人類食欲的原理製成的，它是從最根本的點來達到減肥的目的，即減少食物的攝取。但是這樣就有可能會引起很多的症狀，例如失眠、噁心、頭暈、口乾、抑鬱、便祕、乏力等等。還有些女性急功近利，為了加快瘦身的步伐，不惜服用瀉藥進行減肥，結果發生了脫水的現象，甚至導致體內電解質的紊亂。更有些減肥藥有可能引起高血壓和心臟病甚至會造成藥物性

的肝損害。這些症狀都是在藥物減肥中經常出現的，它們嚴重影響著人的身體健康和正常生活。

其實，減肥是有利於人的身體健康的，但是選擇正確的方法，並且用正確的心態去對待是很重要的。減肥絕對不能急於求成，一味追求體重的快速下降對身體只有百害而無一利。更重要的是，快速的瘦身，雖然當時的效果明顯，但是很難保持到最後。很多人在停藥之後就出現了迅速反彈的現象，美體像曇花一現一樣稍縱即逝。最後總結發現，既花費了金錢，又傷害了身體，更重要的是沒有收到預期效果。花費的金錢可以賺回來，但是因為藥物減肥而使身體嚴重透支，甚至營養不良，就會誘發各種意想不到的疾病。

愛美之心，人皆有之，任何一位女性都渴望擁有迷人的身段，這是正常的，而且是值得鼓勵的；為了擁有迷人的曲線，或者追求性感，追求所謂的骨感美，這些也是無可厚非的。但是關鍵是健康，健康是美麗的根本，是獲得美麗的基礎。就像做任何事情都要有方法一樣，減肥也要循序漸進，飲食要合理，要搭配運動，再按醫囑適當地配合藥物治療，這樣才是切實可行的。

減肥，健康是基礎，方法也要得當，這樣才能安心地擁有美麗。

# 我不要變成胖達人 享瘦又排毒

## 抽脂減肥，讓健康如煙散盡

　　小琳的一個死黨兼同事告訴她，公司技術部的張濤和他的哥們說過，如果小琳不是「稍微有點胖」的話，他一定會追求她。

　　當時小琳差點哭了，因為他正是她暗戀的對象。那麼優秀的一個男孩，小琳從進公司的時候就對他深有好感。如果她不是一個165公分，卻有63公斤的胖女孩的話，也許，早就向他表白了。可她卻一直自卑著，每次看到他，就只是的禮貌性的微笑，然後很快逃開。

　　不記得誰說，愛情和腰圍無關，可現實真的就是這樣殘酷，難道豐滿的女人只能因為胖最終成為遠離愛情的剩女？

　　死黨們也都說，要是小琳能擁有標準身材的話，絕對是美女一個，可惜了，唉……其實小琳也不是沒試過減肥瘦身。什麼運動減肥，節食減肥，藥物減肥全部試過，也嘗試過健康減肥方運動減肥，可是真是少點毅力也不行；節食減肥呢，總是餓到頭暈眼花，打不起精神；藥物減肥呢，不是沒效果，就是容易反彈。後來小琳，想來想去就去做抽脂減肥。

　　小琳的美夢實現，變成了窈窕淑女，走在路上回頭率直線上升。小琳那段日子就像活在雲端上，過了一年多，打算要跟張濤結婚，可突然有一天，小琳發現自己的皮膚有鬆弛下垂的跡象，大腿上的肉鬆垮垮的完全沒有彈性，她嚇壞了，不敢讓自己的心愛的人看到自己落魄的樣子。就辭了職，自己去陌生的城市生活了。以後的路是心酸還是無悔，只有小琳自己清楚。但是，一個如花的女孩，為了腰圍，為了愛情冒這種風險還是有些對不起珍貴的生命。

　　抽脂減肥，對身體真的是弊大於利，抽脂手術只能改變人的體重，但是對於肥胖引起的健康問題卻沒有任何的改善作用。例如心血管疾病、糖尿病都不是抽脂就能抽走的。這是因為人體內臟的脂肪堆積是引起疾病的主要原因，因此抽脂是治標不治本，它最多只是一個整形手術，對健康沒有任何促進作用。不僅如此，抽脂還會嚴重影響人體的健康。

　　首先，抽脂容易損壞人體的皮下組織。抽脂手術的原理是在需要抽脂的部位切1個小洞，將抽脂管伸入脂肪層，然後利用負壓把脂肪吸出人體。而傳統的抽脂手術則採用高負壓抽脂方式，這樣不僅破壞了脂肪細胞，對其他皮下組織也造成了很大的傷害。

其次，抽脂手術有可能引起併發症。雖說抽脂引起併發症的機率並不大，但是仍然存在著風險。抽脂手術的併發症是很難醫治的，據美國近五年來的統計表明，接受由合格美容外科手術醫師進行抽脂手術的每5000人中，就有1人因手術併發症死亡。在近些年，國內也有很多這樣的病例。

日新月異的高科技為我們的生活帶來了便捷，但是要科學地認識這些便捷才能真正從中受益。抽脂減肥也是其中的一種，但是想要採用這種方法的女性，要正確地認識它的優點和弊端，根據自身條件來判斷是否適合這種減肥的方法。

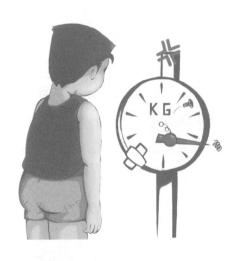

# 第二章

## 胖補氣，瘦補血：

## 合適的體質塑造完美身材

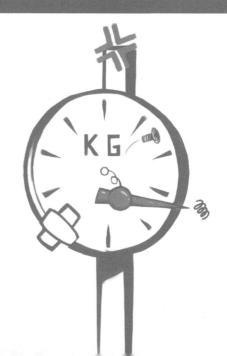

我不要變成胖達人 享瘦又排毒

## 十個胖子九個虛，胖子也要補身體

也許大家看到這個標題會覺得可笑，生活中多少體重超標的人想盡辦法減肥。減少食量是最基本的方法之一，連正常三餐都不願意多吃了，哪裡還能補呢？其實這些觀點有偏頗之處，大多數肥胖者最需要的其實是補，尤其是那些真正的肥胖症患者，他們大多數都是陽虛體質。

人體內脂肪積聚過多，體重超過標準體重的20％以上者，就稱為肥胖症。肥胖之人脂肪多，就像穿了一件「大皮襖」，不容易散熱，夏天多汗容易中暑和長痱子；由於體重增加，足弓消失，容易成為扁平足，雖然走路不多，也容易出現腰痠、腿痛、腳掌和腳後跟痛等症狀。而肥胖的人在活動後還很容易出現心慌、氣短、疲乏、多汗，所以人們常常用「虛胖」來形容胖。虛胖就不是健康的狀態，這個虛只能用補來解決。

有句話叫「血虛怕冷，氣虛怕餓」。血少的人容易發冷，而氣虛的人容易餓，總想著吃。針對這種食欲旺盛的情況，最好的方法就是補陽。熟知《本草綱目》的人都知道，其中最推崇的補氣本草之一就是黃芪，黃芪性溫，最能益氣壯骨，被稱為「補藥之長」。常用十幾片黃芪泡水喝，每晚少吃飯，用10顆桂圓，

10枚紅棗。這個紅棗是炒黑的棗，煮水泡上喝，便不至於因為晚上吃得少了而會感到餓，同時紅棗和桂圓又補了氣血。另外，平時要多吃海蝦，這也是補氣、補腎最好的方法。當把氣補足後，就會發現飯量能很好地控制了，不會老是覺得餓了。如此持續一段時間，體重就會逐漸下降。

對於那些吃得少，也不容易餓的胖人來說，發胖是因為血虛，平時要多吃鱔魚、黑米糊、海蝦，同時再多吃牛肉，自然就會有勁。氣血補足了，肥胖的贅肉自然就消失了。

另外用按摩的方法也可以減肥，每天早上醒來後將手臂內側的肺經來回慢慢搓100下，再搓大腿上的胃經和脾經各50下，能有效地促進胃腸道的消化、吸收功能，並能促進排便，及時排出身體內的毒素與廢物。中午的時候搓手臂內側的心經，慢慢來回上下地搓100次，然後再在腰部腎俞穴搓100下，因為中午是陽氣最旺盛的時候，這時是補腎、強腎的最好時機。晚上臨睡前在手臂外側中間的三焦經上來回搓100下，能有效地緩解全身各個臟器的疲勞，使睡眠品質提高，好的睡眠也是人體補血的關鍵。

所以，虛胖的人不妨試試用補的方法來減肥，在控制食量的基礎上，吃那些最對症的食物，平時再輔之以按摩和運動，持續下去就能既減輕體重，又保持健康。

**胖補氣，瘦補血：合適的體質塑造完美身材**

我不要變成胖達人 享瘦又排毒

## 胖子要養氣，瘦子則養血

氣不足則會胖，血不足則會瘦，對於極胖之人來說，平衡氣血總的思路就六個字：胖補氣，瘦補血。氣血以平衡，胖人就會變瘦，瘦人就會變胖，身體內的各種不適感就會自動消失。

提到氣，很多人把它和氧氣、二氧化碳等呼吸之氣等同起來。其實，中醫所講的「氣」與此不同。中醫學所講的氣，從廣義上理解和哲學上講的「氣」有點接近，但最常見的還是狹義上的氣，即人體內一種不斷運動著的具有很強活力的精微物質。人體絕大部分生命活動都是透過它的參與和推動實現的。晉代葛洪在《抱樸子》中所說的：「人在氣中，氣在人中，自天地至於萬物，無不賴於氣以生者也。」

氣是人體的動力。血則是這個動力的源泉。它們共同推動著身體內能量的轉化和新陳代謝。中醫有「血為氣之母，氣為血之帥」之說。血無氣的統帥和推動，就無法到達身體需要的地方；氣無血作為基礎，氣就變成了身體裡的邪火。氣虛，人就會疲乏無力、氣短懶言、食欲不振、頭暈目眩、面色蒼白；血虛，人就會心悸失眠、形體消瘦、皮膚乾燥、面色萎黃。

　　氣和血不但對人體健康有著影響，對人的體重也有重要的影響。人為什呢會胖呢？很多人認為是吃得太多，營養過盛，導致脂肪堆積。這話沒錯，但是也不全對，我們身邊經常也有那些能吃能睡又精瘦的人，也有吃的很少，卻照樣很胖的人，就像人們常說的：「連喝口水都會胖」

　　其實，人之所以胖，是因為氣虛。氣虛之後，人體內氣的運動就沒有了力量，氣化功能就減弱了下來。氣化功能一弱，脂肪和其他雜質就不能正常被代謝出體外，於是，人就胖了起來。

　　一個氣血平衡的人，身體內氣的運動充分，進餐之後，該吸收的營養物質吸收了，該排泄的排泄了，該氣化的氣化掉了，身體就會不胖不瘦。一個氣虛之人，身體內氣的運動不充分，進餐之後，該吸收的營養物質沒吸收，該排泄的沒排泄，該氣化的沒氣化掉，結果，這些沒有被氣化掉的物質就被轉化成脂肪，堆積起來。脂肪是什麼？脂肪就是體內沒有被氣化掉的垃圾。

肝上沒被氣化掉的垃圾叫脂肪肝。
血管裡沒有被氣化掉的垃圾叫高血脂。
肚皮上沒有被氣化掉的垃圾叫小肚腩。

　　所以，氣虛才是肥胖真正的原因，而肥胖則是判斷一個人氣虛最明顯的指標。

胖補氣，瘦補血：合適的體質塑造完美身材

# 我不要變成胖達人，享瘦又排毒

那麼，人又為什麼會瘦呢？有人說，瘦是因為吃得少，營養不良。這話也有點道理，但還是不全面。的確，許多瘦的人都是自己餓瘦的，但還是有很多瘦的人吃得很多，就是不長肉。人之所以瘦，是因為血虛。血虛是消瘦真正的原因，怎麼吃都不胖的人就應該多補血。

## 胖人補氣：清晨拍手

拍手健身法又稱拍手功，它是一種全方位的減肥瘦身法。這是因為，我們的手上有數百個穴位，拍手時可以振盪氣脈，帶動十二經脈和奇經八脈（含任督二脈）的循環，而且能夠把身上陰寒和汙穢之氣從十個手指的尖端透過拍手排出去，從而能夠起到減肥瘦身的目的。而且拍手減肥法沒有任何的副作用。

**下面，我們來看看拍手補氣減肥的方法：**

十指分開，手掌對手掌，手指對手指，均勻拍擊，切記拇指與其他四指分開，以免拍手過度造成淤血。開始可以輕拍，以後逐漸加重。以自己的雙手能承受為度，但不能太輕。否則起不到刺激手掌穴位和反射區的作用。

掌背輕拍背部及脊椎骨。脊椎骨的每一節都有督脈的穴位。督脈是人體奇經八脈之一，有調節陽經氣血的作用，既可以抵禦外邪，又可以溫通經脈，滋潤五臟六腑。兩手握拳，用手背

輕拍後背督脈上的命門穴，可以益氣補腎，強腰壯陽，扶持正氣。如果能同時輕拍後背膀胱經的穴位，補氣效果更為明顯。

雙手掌背拍打尾椎骨上部、左右臀部外側尾椎骨末端，道家叫做「尾閭」，是打通督脈的起點，仙骨正在其上。拍打此處，可以加強督脈的氣，從而促進排便。有便祕的朋友可以試試這種方法，簡單有效。

接著用左右掌輪流拍打左右臀部的中線，這是足太陽膀胱經所經過的地方，拍打膀胱經有助於利尿，消除水腫型肥胖。最後輪流拍打臀部外側，這是足少陽膽經所經過之處，拍此處可以促進膽汁分泌，提高肝膽的消化、供血、解毒功能。

輕拍腹部。用左右手掌輕拍腹部。腹部有幾條經脈經過：任脈、足陽明胃經、足少陰腎經、足太陰脾經、足厥陰肝經，雙手輪流輕拍此處，有助於加強脾胃肝腎之氣，加強周身氣流的流動，更好的促進瘦身。

握拳擊掌。一隻手用力握拳，一隻手張開，以拳擊掌，可以強化手掌筋骨之力，從而強化手部末梢神經，來加強全身氣血循環。做此動作時要配合腳步，邊行走或者邊踏步來握拳擊掌。

**我不要變成胖達人．享瘦又排毒**

## 瘦子補血：食療＋點穴

一個人太胖不好，太瘦也不會長壽，胖瘦都要有一個限度。血虛是造成消瘦的真正原因，所以瘦的人就要補血。

### 1．食療法補血

瘦子補血理氣的首選之食就是阿膠，因為阿膠能從根本上解決氣血不足的問題，同時改善紅血球的新陳代謝，加強真皮細胞的保水功能，對容易貧血的女性來說是最好不過的滋補食物。我們可以將阿膠搗碎，然後和糯米一起熬成粥，晨起或晚睡前食用。也可以將阿膠和雞蛋一起煮成蛋花湯服用。

生薑紅糖水也是補氣血的不錯選擇，《本草衍義補遺》中有：「乾薑，入肺中利肺氣，入腎中燥下濕，入肝經引血藥生血，同補陰藥亦能引血藥入氣分生血，故血虛發熱、產後大熱者，用之。止唾血、痢血，須炒黑用之。有血脫色白而夭不澤，脈濡者，此大寒也，宜乾薑之辛溫以益血，大熱以溫經。」生薑補氣血，還能治痛經，食用時把薑削成薄片，放在杯子裡，加上幾勺紅糖，然後加開水沖泡後，放在微波爐裡加熱後再喝，這樣最有效。

### 2．穴位補血法

補氣血也可以用穴位按摩法，最重要的補血穴位是血海穴。

　　血海穴屬足太陰脾經，屈膝時位於大腿內側，用掌心蓋住自己的膝蓋骨（右掌按左膝，左掌按右膝），五指朝上，手掌自然張開，大拇指下面便是此穴。血海穴為治療血症的要穴，具有活血化淤、補血養血、引血歸經之功。

　　要想增肥的人士，每天上午9～11點刺激血海穴最好，因為這段時間是脾經經氣的旺時，人體陽氣處於上升趨勢，所以直接按揉就可以了，每側3分鐘，力量不要太大，能感到穴位處有痠脹感即可，要以輕揉為原則。

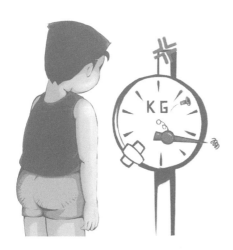

我不要變成胖達人 享瘦又排毒

## 測一測，你屬於虛胖體質嗎

　　胖的人和瘦的人的區別不但是因為平時生活習慣，飲食方法不同，跟體質也有很大的關係。但是擁有虛胖體質的你，也不是「永遠沒有明天」！

**測一測你是否為虛胖體質：**

1・常常容易有口乾舌燥的感覺。

2・尿液少而且顏色偏黃。

3・經常有便祕的現象，糞便又乾又硬。

4・非常怕熱，身體的溫度偏高。

5・身體常有水腫的現象。

6・喜歡喝冷飲。

7・臉色發紅，或是常常容易面紅耳赤。

8・肌肉結實肥厚。

9・體質是會隨時改變的

　　以上的問題，如果你打勾地選項超過3項，代表你就是虛胖體質。打勾地題目越多，表示你身體的易胖因素越多。反之，如果打勾地選項在3個以下，那麼恭喜你！你屬於易瘦體質，可以不用太擔心發胖的問題。

　　不過，體質是會隨時改變的，隨著年齡的增加、內分泌的改變，原本易瘦體質的人也可能會變成虛胖體質，所以還是規勸各位，早日養成正確的飲食習慣，常保健康人生，以免有一天發現自己變成了虛胖體質，可就大事不妙、後悔都來不及了。

## 改變虛胖體質首先要先改變酸性體質

　　大部分虛胖體質的人，體內都是呈現酸性體質的特徵，也就是說，身體的酸鹼值略微偏酸。酸性體質的人，有一些簡易的特徵可以辨別，比方說：嘴巴容易有口臭、排泄物也比較臭；下午時分特別容易疲倦；還有比較愛吃甜食，或是口味偏重。酸性體質的人，血液也偏酸性，血管中比較容易堆積廢物。就好像一棟大樓裡面，如果水管中流動的水比較清澈，水管就比較不容易堵塞；如果水比較濃稠、混濁，就比較容易堵塞。相同原理，血液偏酸性的人，新陳代謝比較差，體內也比較容易堆積毒素，不易排除。


　　要想改善身體的酸性，多吃鹼性的食物，可以平衡身體的酸性。讓酸性易胖的體質，慢慢轉為不易胖的鹼性或中性體質。但是也不能過於讓身體鹼性，這樣也有損健康。一般可按2：3，即酸性食物2份與3份鹼性食物組合進餐。可參考如下：

1・強酸性食品：蛋黃、乳酪、白糖做的西點、烏魚子、柴
　　魚等。

享瘦又排毒

2‧中酸性食品：火腿、培根、雞蛋、鮪魚、豬肉、鰻魚、牛肉、麵包、小麥、奶油等。

3‧弱酸性食品：白米、落花生、啤酒、酒、油炸豆腐、海苔、章魚、泥鰍等。

4‧弱鹼性食品：紅豆、蘿蔔、蘋果、甘藍菜、洋蔥、豆腐等。

5‧中鹼性食品：蘿蔔乾、大豆、紅蘿蔔、番茄、香蕉、橘子、草莓、蛋白、梅乾、檸檬、菠菜等。

6‧強鹼性食品：葡萄、茶葉、海帶芽、海帶等。尤其是天然綠藻，富含葉綠素，是不錯的鹼性健康食品；而茶類則不宜過量，最佳飲用時間為早上。

## 四種氣虛，導致四種肥胖

氣不足人體就會發胖，氣不足主要分為四種：一是氣虛，二是陽虛，三是痰濕，四是濕熱。

氣虛，就是說，這個人身體內的氣本來就不足，氣化功能弱，不能氣化掉身體內的脂肪，古人給這類胖子取了一個十分生動的名字，叫「脂人」。

陽虛，指人的陽氣虛弱，從而引起氣化功能變弱，古人稱這類胖子為「肥人」。

痰濕，指人體內的氣本來不虛，可是由於身體內有痰和濕，這兩樣東西一結合，阻礙了身體內氣的運行，引起了身體氣虛。古人稱這類胖子為「膏人」，《說文解字》中說：「凝者曰脂，釋者曰膏」，意思是說，凝聚在一起的肥肉叫脂，鬆軟的肥肉叫膏，膏人就是身上的肥肉鬆鬆垮垮。

濕熱，指身體內的濕和熱相結合，阻礙了身體內氣的運行，從而造成了氣虛。古人稱這類人為「肉人」。

胖補氣，瘦補血：合適的體質塑造完美身材

對於，調理這四種氣虛型肥胖我們可以用三招，一是要清心，二是喝補氣粥，三是艾灸。

所謂清心，就是要保持身心愉快，許多胖子氣虛的原因是心虛，心虛的原因則是想得太多，整天憂心忡忡、患得患失。一個人如果將自己的心靈敞開了的話，那麼氣也就敞開了。所以，胖子養生先應清心。清心有很多方法，站樁法就是不錯的選擇。每天什麼都不想，靜靜地在一個地方站上半小時。開始，可能會不習慣，難以入靜，站過幾次後，就能體會到很大的愉悅。每次入靜之後，都會讓你感覺到內心一片空明澄靜，身體內有一股氣慢慢地由丹田而出，緩緩地流遍全身。站樁完畢後，會覺得全身通暢。

再者，就是喝粥。氣虛的胖子要多喝荷葉粥。荷全身都是寶，根莖是藕，具有開胃消食的功效；蓮子心能清心火；荷葉能清熱涼血，降血脂；而荷蒂則能生發元氣，補脾胃之氣。荷蒂在荷的中間部分，它既有上面蓮子心清心火的作用，又有下面蓮藕補脾胃之氣的作用，更能生發元氣，用它來煮粥最適合氣虛的胖子。因為，荷葉的主要成分叫荷葉鹼，是具有消脂，利尿通便的功效，所以可以用來減肥。

荷葉粥的做法也很簡單：用鮮荷葉一張（約200克），粳米

100克，白糖適量為食材。將米洗淨，加水煮粥，臨熟時將鮮荷葉洗淨覆蓋在粥上，燜約15分鐘，揭去荷葉再煮沸片刻即可。喝時可適量加點白糖。

第三招是艾灸。每天用艾條熏灸脾腧穴、足三里、氣海穴和膻中穴。這四個穴位都是補氣的大穴，每天熏灸，能起到補氣的作用。

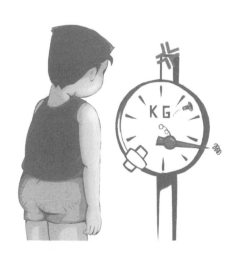

**胖補氣，瘦補血：合適的體質塑造完美身材**

# 氣虛的胖子會膽小

　　有很多的胖子，看著塊頭很大，卻很膽小，通常這種體型的人都是氣虛體質。氣是人體的動力，動力不足，人就會變得肥胖並且心虛膽小，不愛說話，不愛運動，不愛冒險，整天沒精打采，氣喘吁吁，說起話來，總是怯聲怯氣。生活中也常有這樣的人，他們身材龐大，滿身肥肉，行動遲緩，當他面對你的時候，會讓人感覺到一種無形的壓力，但當他一開口說話，你就發現原來這個身材魁梧的人卻是那麼虛弱無力，他的怯聲怯氣流露出了他的膽小。

　　氣虛的胖子舌體肥大，舌淡紅，邊有齒痕。舌頭兩邊有明顯的齒痕。齒痕舌多因舌體肥大受齒緣壓迫所致。舌體肥大的原因是水太多，水將舌體泡大了，水為什麼會多呢？這是因為氣虛，氣化功能較弱，不能將水濕代謝氣化出去。所以，如果一個胖子的舌頭有齒痕，那麼，這個胖子十有八九屬於氣虛型。

　　氣虛體質有可能是母親懷孕時營養不足，妊娠反應強烈不能進食造成。後天因素，有可能是大病、久病之後，大傷元氣，體質就進入到氣虛狀態；長期用腦過度，勞傷心脾；長期七情不暢、肝氣鬱結也很容易形成氣虛體質；經常服用清熱解毒的中成

藥、激素等也會加重氣虛體質。

如果你是氣虛體質的胖子，要想告別這個軟綿綿的身材，就要益氣健脾，培補元氣。氣虛型的肥胖者適合散步、慢跑及舞蹈等運動；也適宜練八段錦、五禽戲等中醫養生功。運動的量以開始運動時較小，以後逐漸加大為目標。

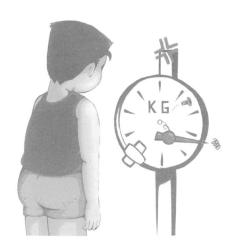

胖補氣，瘦補血：合適的體質塑造完美身材

## 陽虛的胖子怕冷

有一類胖子特別怕冷，身材魁梧卻總是喊冷，尤其是背部和腹部特別怕冷，這一類肥胖者多為陽虛。

陽氣是人體生命活動的最基本物質。陽氣有三大功能：首先是固護肌表、抵禦外邪侵襲。即陽氣維持著人體體溫和臟腑、組織功能的正常運行。第二個是濡養著人的精神、形體。第三是陽氣作為「火力」，推動和固護著人體津液的順利循環。因此，陽氣虧虛則會引起人體生理活動減弱和衰退，導致身體禦寒能力下降，從而致使體內脂肪淤積。

判斷一個胖子是不是陽虛型肥胖，主要看他是不是怕冷。陽虛型的胖子經常手足冰冷，精神不振，夜尿多，小便多，清清白白的。風一吹，不是背痛，就是膝痛。

陽虛型的胖子還會經常腹瀉，最明顯的早上五六點鐘拉稀便。是因為，陽虛沒有火力，水穀轉化不徹底，就會經常拉肚子，最嚴重的是吃進去的食物不經消化就拉出來。

陽虛型的胖子還常見頭髮稀疏，黑眼圈，口唇發暗，舌體

肥大嬌嫩，脈象沉細。

## 四君子湯，陽虛胖子的補益良方

在日常生活中，我們常聽到一些中年發福的人抱怨：這人剛到中年就大腹便便，身材走形。給孩子去開個家長會孩子還不樂意，說跟暴發戶似的。身體也開始不聽話了。總是感覺是筋疲力盡的。現在持續吃一些滋補藥物，不僅沒有強身健體，反而越補越虛，身體狀況越來越差。

看著他們疲憊的樣子，心存不忍啊。人到了中年精力耗損嚴重，為了恢復身體活力，不少人長期服用一些滋補藥物，滋補方法不對是造成中年肥胖的一個很重要的原因。

防治中年肥胖最好的方法就是補中益氣。這裡給中年男人們介紹一下中醫大師何任教授的一些關於中年補益的知識。補益的方劑大體可以概括為補氣、補血、補陽、補陰四大類，其中補氣的方劑多由黃芪、人參（或黨參）、白朮、甘草等組成；補血的方劑多由熟地、當歸、白芍、阿膠等組成；補陽的方劑多由鹿茸（或鹿角）、肉桂、蓯蓉、枸杞子等組成；補陰的方劑多由龜板、白芍、天冬、麥冬等組成。這種分類主要是根據補藥的作用加以分別，而在實際應用中還有補益臟腑的各種類別，如丹參、遠志、茯神、柏子仁等養心，白朮、茯苓、甘草等健脾，等等。

**我不要變成胖達人，享瘦又排毒**

在臨床上，何醫師常給需要進補的中年人推薦四君子湯：

四君子湯（或丸）

【組成】人參（或黨參）12克，炙甘草5克，茯苓9克，白術9克。

【用法】原方各藥等分，為粗末，水煎服，每次服6克，每日1劑；或做丸劑，每日2次，每次6～9克（何氏用法）。

【功效】上述藥膳是四君子湯的架構，可利水消腫，改善肥胖。對產後肥胖，下肢水腫也有一定的助益。

### 一粒種子補腎壯陽，減肥可以小見大

為什麼植物的種子具有減肥的功效？據有關專家分析，種子表面的多糖類不溶性食物纖維具有吸水後自身膨脹的特性，可有效的抑制空腹感、減少熱量及多餘食物的攝取，增加飽足感，起到到健康減肥、瘦身的作用，是減肥、瘦身飲食管理的最佳食材。

可以說，植物種子減肥，這一理念的確立，對於現代人健康長壽具有重大意義，減肥者可以透過多吃種子類的各種乾果，比如花生、榛子、核桃，來補充自己的腎氣，激發生命的活力。

除此之外，植物種子壯陽的理念對於腦力工作者也具有重要意義。在中醫理論中，腦與腎是相通的，故有「補腎就是補

腦」的說法。並且，大腦工作時消耗的能量非常大，直接消耗腎裡的元氣，從而極易引起腎氣不足。這時候，如果每天在早餐中加點堅果，或者每天吃一兩個核桃、六七個杏仁，就可以收到極佳的補腎效果，進而改善腦功能乃至延緩衰老。

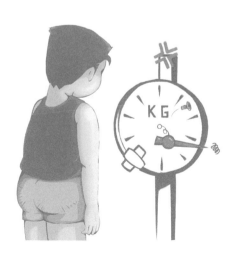

## 防治肥胖，就要促進陽氣活動

　　人的本性和體質都是與生俱來的，雖然不可以改變，但是可以改善。在中醫學中，流行「陽化氣陰成形」，即陽氣能產生看不見的氣，而陰氣能產生看得見的形態。在肥胖人的體內，陰氣的作用勝過陽氣的作用。

　　恢復陰陽調節能力，保持陰陽平衡是中醫學中治療肥胖症的基本原理。一般情況下，陰氣和濕氣在人體內發生作用時導致發胖的現象。就像人體周圍會產生很多寒冷、濕潤、骯髒的物體一樣，人體內也發生類似的現象，即：身體冰涼、萎縮等現象，而且所有人體的內生理活動會變慢。

　　只有氣和血透過經絡活躍地循環才能有利於健康，但是肥胖的體質像吸水的棉花一樣沉重，而且容易水腫。另外，人體內容易形成痰或淤血等廢棄物。由於身體笨重，行動緩慢，所以活動也減少。如果人體活動減少，就會阻礙氣血循環，因此只能增加贅肉。

　　要想防止肥胖，首先要促進陽氣的活動。在人體內，陽氣像陽光一樣提供溫暖。要想驅除濕氣，必須暖和身體。在暖和的

春天，人們都喜歡到戶外活動，如果人體內的陽氣活躍，就能促進所有生理活動，即提高新陳代謝功能。

為了促進陽氣的活動，必須找出缺乏陽氣的原因。另外，為了在體內發散陽氣，必須選擇合理的方法。對生命體來說，最重要的就是溫暖的陽光。如果沒有能化開冰凍的大地、給幼苗溫暖的陽光，即使大地蘊藏著大量的水也哺育不了幼苗。在中醫學中，人體的功能系統分為三個部分。假設人體就是植物的情況下，有根部、莖部和葉子。其中根部從大地吸收地氣，即吸收水分和養分，而葉子從天空吸收天氣，即空氣和陽光，而莖部輸送葉子這些營養成分。

人體也有類似的三個功能系統。被稱為上焦、中焦、下焦的三焦就是典型的功能系統。其中，上焦就是心臟和肺部，中焦就是肝臟和脾臟，下焦就是兩個腎臟。中醫學中所說的肝臟、心臟、脾臟、肺部、腎臟跟西醫中所說的解剖學含義有所不同。

肺部吸收天氣，而脾臟吸收地氣，即：吸收食物產生精氣。精氣被送到位於上焦的心臟和肺部，並轉換成氣和血，而要想活動身體，就需要動力源，而食物提供人體所需的動力源。進入口腔的食物透過胃腸和小腸的消化作用變成能量進入血管內，並能隨著血液流動而不斷變化狀態。在中醫學中，被消化的動力

# 享瘦又排毒

源稱為精氣。正常情況下，精氣就隨著血液流動，而且遇到需要能量的情況時，燃燒成氣，即產生能量，而這種過程稱為氣化。如果不需要能量，精氣就會以看得見的形態儲存在人體內。有時會儲存在肌肉或脂肪內，這種情況稱為形化。

隨著血液流動的精氣類似於錢包裡的現金。相反，儲存在脂肪或肌肉中的精氣相當於存在銀行裡的錢。在日常生活中，總會準備一些能隨時使用的現金，人體也一樣。在生存過程中，人體不會徹底地消耗血液中的精氣，如果血液中缺乏精氣，就會從脂肪或肌肉中提出部分精氣，即分解積蓄的脂肪，並引入血液中。

所謂的肥胖體質只喜歡積蓄精氣，不喜歡消耗積蓄的精氣，因此跟氣化功能相比，形化功能更發達。如果過分地消耗透過食物消化吸收的精氣，即血液中的精氣，就容易疲勞，而且食欲會增高就容易導致肥胖。

## 痰濕的胖子水腫

　　有一類胖子的氣本來是足的，但因為身體內痰濕重，阻礙了氣的升降出入，於是，氣漸漸下去了，人則漸漸胖了。

　　痰濕體質的胖子，最顯著的特點就是腫眼泡。體內有痰濕的胖子額頭油光可鑒，眼睛下總掛著兩個大大的腫眼泡。「脾為生痰之源」，脾主運化，如果一個人的體內痰濕堆積，脾的運化失調，脾氣就會不升，脾氣不升，人的眼瞼就會浮腫。

　　看一個胖子是不是痰濕肥胖，還要注意他的腰腹部。氣虛的胖子雖被稱為「脂人」，卻屬於「均一性肥胖」，人胖腹不大，形體勻稱。陽虛的胖子雖被稱為「肥人」，上下皆肥。可有一類胖子則是身小腹大，脂肪都集中在腹部，一圈又一圈，常被人們稱為「游泳圈」。這類胖子多半是痰濕。

　　痰濕型肥胖人群多是多吃、少動的一類人群，比較容易出現在先貧厚後富、先苦後甜、先餓後飽成長經歷的企業家、官員、高級知識份子等人群中。

## 大肚腩是痰濕體質的標誌

中醫理論認為，正是由於「膏人」體內的津液代謝不夠暢通，容易產生痰濕，泛溢肌膚或停滯體內，從而形成肥胖。因此，可以說大肚腩是痰濕體質最明顯的標誌。

中醫有句話「津液不歸正化」。脾主運化，喝進來的水、吃進來的食物，如不能轉化為人體可以利用的津液，就會變成「水濕」，「水濕」停聚過多就成了飲，飲積聚過多，又受熱邪煎煉，就成了痰。所以，這類人往往是脾出現了問題。

痰濕肥胖的人應當注意環境溫度調節，不宜居住在潮濕的環境裡；在陰雨季節，要注意濕邪的侵襲。飲食調理方面少食肥甘厚味，酒類也不宜多飲，且勿過飽。多吃些蔬菜、水果，《本草綱目》上記載了一些具有健脾利濕、化痰祛痰的食物，如荸薺、紫菜、海蜇、枇杷、白果、大棗、扁豆、紅小豆、蠶豆等。

痰濕肥胖的人宜食味淡、性溫平之食物，如薏苡仁、茼蒿、洋蔥、白蘿蔔、薤白、香菜、生薑等，不要吃豌豆、南瓜等食物。

調養痰濕型肥胖的飲食療法很多，這裡就給大家推薦一款

簡單易行的吧。

　　菊花苡仁粥：準備枇杷葉9克，菊花6克，薏苡仁30克，大米50克。將前2味藥加水3碗煎至2碗，去渣取汁，加入薏苡仁、大米和適量水，煮粥服用。

　　薏仁可促進體內血液循環、水分代謝，發揮利尿消腫的效果，有助於改善水腫型肥胖。菊花有清熱解毒，利水腫的功效，也可以消除身體的贅肉。

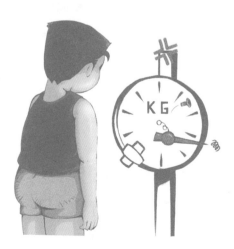

胖補氣，瘦補血：合適的體質塑造完美身材

我不要變成胖達人．享瘦又排毒

## 痰濕減肥者，多吃豆類

豆類的營養價值非常高，我國傳統飲食講究「五穀宜為養，失豆則不良」，意思是說五穀是有營養的，但沒有豆子就會失去平衡。

現代營養學也證明，每天持續食用豆類食品，只要兩周的時間，人體就可以減少脂肪含量，增加免疫力，降低患病的機率。因此，很多營養學家都呼籲，用豆類食品代替一定量的肉類等動物性食品，是解決城市中人營養過剩引起的痰濕肥胖的最好方法。

豆子的種類非常多，每種所含的營養成分和營養價值都各不相同。

### 1．大豆

大豆有北方的大豆和南方大豆之分，北方的大豆出油量較南方要高，所以選用南方的大豆減肥效果較好一些。

醋豆的減肥方：將黃豆洗淨，瀝乾水，炒2～5分鐘左右（注意別炒焦）。待冷卻後，裝瓶，倒入食醋淹泡，加蓋封好，一週後即可食。每天早晚各吃數粒，即有減肥效果。

豆製品的減肥功效：豆製品含有豐富的不飽和脂防酸，能分解體內的膽固醇，促進脂質代謝，使皮下脂肪不易堆積。

## 2·豇豆

豇豆味甘，性平，有健脾補腎，利水消胖的功能。豇豆中含鋅較豐富。而薑汁豇豆這道菜低脂富含纖維素。因此豇豆的減肥功效也是十分明顯的，那麼這道減肥的私家菜要怎麼製作呢？

將鹽5克、薑汁20克(老薑切碎用適量開水浸泡半小時)、芝麻油10克盛入小碗內備用，嫩豇豆300克。

豇豆清洗乾淨在沸水中煮約6分鐘，使其去生並保持一定脆度。撈出後切為6釐米長的小段，碼在盤中呈梯形，淋上前面已經製作好的調味汁即成。

## 3·蠶豆

蠶豆，又叫胡豆，蠶豆性味甘平，特別適合脾虛腹瀉者食用。蠶豆還可以作為低熱量食物，對需要減肥，以及患高血脂、高血壓和心血管系統疾病的人，是一種良好的食品。但蠶豆不可生吃，也不可多吃，以防腹脹。

## 4·芸豆

芸豆又叫菜豆，味甘平、性溫，有溫中下氣、利腸胃、止呃逆、益腎補元氣等功效。

芸豆是一種難得的高鉀、高鎂、低鈉食品，尤其適合心臟病、動脈硬化、高血脂、低血鉀症和忌鹽患者食用。吃芸豆對

皮膚、頭髮大有好處，可以提高肌膚的新陳代謝，促進身體排毒，令肌膚常保青春。想減肥者多吃芸豆一定會達到輕身的目的。但必須煮熟、煮透，否則會引起中毒。

### 5・豌豆

中醫認為，豌豆性味甘平，有補中益氣、利小便的功效。豌豆中富含粗纖維，能促進大腸蠕動，保持大便舒暢，起到清潔大腸利於減肥的作用。

此外，豌豆含有豐富的維生素A，食用後可在體內轉化為維生素A，有潤膚的作用，皮膚乾燥者應該多吃。但豌豆吃多了容易腹脹，消化不良者不宜大量食用。

日常生活中，只要每餐都吃些豆類食物，食足兩周，人體便可增加纖維的吸收，減少體內脂肪，增強身體免疫力，降低患病的概率。

## 濕熱的胖子易急躁

有一類胖子，古人稱為「肉人」，我們稱為結實型的肥胖，與虛胖相反。他們性格急躁，動不動就發火。其實，這類胖子的急躁易怒並不是天生的，而是因為他們的體內有濕熱。

如何判斷自己是否是濕熱型的胖子呢？濕熱體質者常見面部不清潔感，面色發黃、發暗、油膩。牙齒比較發黃，牙齦比較紅，口唇也比較紅。濕熱體質的大便異味大、臭穢難聞。小便經常呈深黃色，異味也大。

濕熱的胖子食欲都很好，很能吃，但這並不代表脾胃功能好。相反是處於「胃強脾弱」的病理狀態。體內有濕熱會影響到胃，胃有濕熱，中醫稱為「胃熱濕阻」，胃受熱之後，其功能就會亢進，這時人的飯量就會大增，動不動就會感覺到餓。然而，胃納過旺，就勢必加重脾運化的負擔，脾有「運化水濕」的作用，脾的負擔過重容易造成「水濕內停」。所以，中醫又將這類胖子稱為「胃熱濕阻型肥胖」。

形成濕熱體質還有一些因素，比如一個人抽煙、喝酒、熬夜三者兼備。那註定是濕熱體質；滋補不當也促生濕熱體質，常

# 我不要變成胖達人・享瘦又排毒

見於嬌生慣養的獨生女；肝炎懈怠者也容易導致濕熱體質；長期的情緒壓抑也會形成濕熱體質，尤其情緒壓抑後藉酒澆愁者。

## 濕熱體質肥胖，調整飲食結構

濕熱肥胖者，一般脾胃和肝膽都不是很好。隨意，消化、吸收和排毒都會受到影響。病情一長，體內就積攢了大量的毒素，身體開始出現肥胖現象。所以濕熱體質者要想減肥，最重要的調整飲食結構，飲食和濕熱之間相互影響，如果本身就是濕熱體質，飲食結構再不合理的話，就會加重濕熱的各種症狀，甚至會引發不可救治的疾病。

總體來說，濕熱型肥胖者要少甜少酒，燥濕散熱助排毒。濕熱的飲食應定時定量，少量多餐，不宜過飽。少量多餐可刺激膽汁分泌。在飲食結構上，應保持低脂肪、低膽固醇、高碳水化合物。嚴格控制油炸食品、動物內臟、蛋黃的攝入量。多食蔬菜，可以吃少量的豆製品。應補充水果或果汁，既有利於稀釋膽汁，又可彌補炎症造成的津液和維生素損失。濕熱型肥胖飲食禁忌：忌食辛辣、咖啡、濃茶等刺激品，少食肥甘味的食物。

## 濕熱肥胖尤其要少吃甜食

　　中醫認為，酸、苦、甘、辛、鹹分別與人體的心、肝、脾、肺、腎相對應，各有其特殊的作用。甘味可以補脾，過多的甘味食物會引起脾氣偏盛，濕熱型肥胖的人最好少吃甜食，因為甜食性黏膩，易生痰，容易導致人體內的濕氣更重。

　　根據五行相剋的原理，如果甘味太過，就會剋腎臟（土剋水），如果我們吃入的甘味食物過多，就會損傷腎的功能，由於腎主骨藏精，其華在髮，因此甜味的東西吃多了就會使頭髮失去光澤、掉髮。同時還經常會出現腰膝酸軟、耳鳴耳聾等腎精虛的症狀。

　　現代研究也表明甜味食品吃多了有害無益。適當的甜食可以補充氣血、解除肌肉緊張和解毒等，而且糖果可以豐富人們的生活，點心中適當加些糖可提高食欲。但吃得過多，甚至嗜好成癖，就會造成肥胖。

### 濕熱體質謹防便祕誘發肥胖

　　夏季天氣炎熱，人體排汗頻繁，水分流失較多，導致腸道乾燥，就容易造成便祕。一旦便祕形成就會成為一種惡性循環，

胖補氣，瘦補血：合適的體質塑造完美身材

誘發身體肥胖。

在對付便祕的諸多方法中，一種最簡單又無副作用的方法，那就是吃萵筍（A菜菜心）。萵筍（A菜菜心）營養豐富，是蔬中美食，古人稱之為「千金菜」，有語曰：「咼國使者來漢，隋人求得菜種，酬之甚厚，故名千金菜，今萵筍也。」

萵筍（A菜菜心）的藥用價值很高。萵筍（A菜菜心）含有大量植物纖維素，能促進腸壁蠕動，通利消化道，幫助大便排泄，可用於治療各種便祕。

萵筍（A菜菜心）還有開胃消食之功，這裡介紹一款海蜇皮萵筍（A菜菜心）。

材料：海蜇皮150克，萵筍（A菜菜心）1根，雞蛋1個，鹽1茶匙，醬油1匙，糖、醋各2匙，麻油少許。

做法：海蜇皮洗淨切薄片用70℃的溫水快速汆燙過，再泡冷開水。泡一整天，中間可隔幾小時換一次水，共換水2～3次。萵筍（A菜菜心）切片加鹽1茶匙，醃10分鐘後，用冷開水沖去苦水。蛋打勻後做成蛋餅切成塊。將所有材料混合放入大碗內，再加上調味料拌勻即可盛出。

功效：萵筍（A菜菜心）含糖量低，但含煙酸較高，煙酸

被視為胰島素的啟動劑，因此，萵筍（A菜菜心）很適合糖尿病患者食用。同時，萵筍（A菜菜心）水分高、熱量低，可以緩和饑餓感，達到減肥的目的。

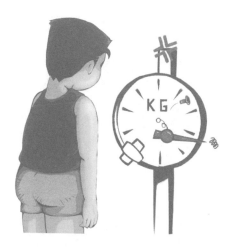

# 我不要變成胖達人

## 享瘦又排毒

## Healthy Ways to be THIN

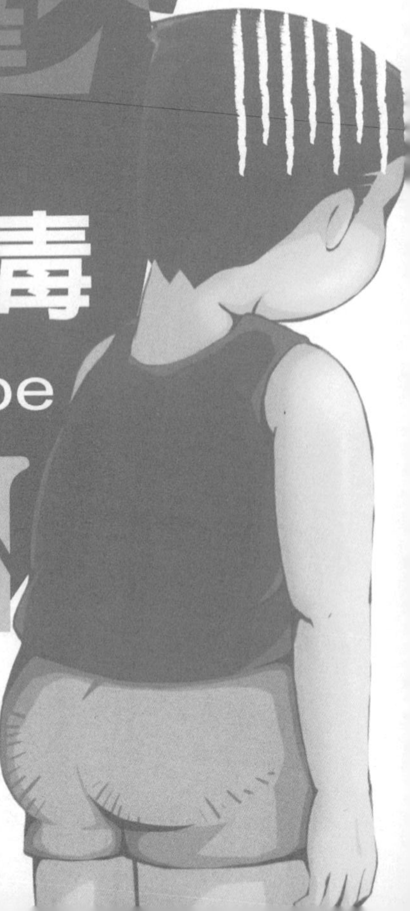

# 第三章

## 塑身有道：

## 管住嘴，就能管好體重

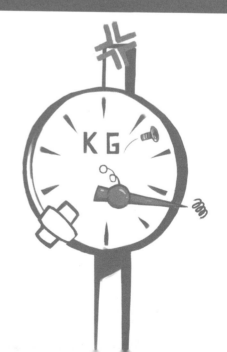

我不要變成胖達人享瘦又排毒

## 飲食減肥的「良方」與「陷阱」

現在很多的人，清晨只用一杯咖啡代替早餐，就匆匆趕去上班。午飯時，為了節省時間，就到速食店裡，狼吞虎嚥地吃一頓。由於整天的勞累，晚上回到家時，你會補償性地大吃一頓，然後坐在電視機前，等待一天的結束。這樣的生活方式非常普遍。但是你可知道，這其中至少有六個讓人發胖的生活習慣。如果你的生活果真像上面所說的那樣，那麼你發胖也就不足為奇了。

**減肥的過程中，有很多的小陷阱，你知道多少呢：**

陷阱──少吃一頓

良方──少量多餐

有些人以為蔬菜水果沒有熱量，就可以大吃特吃，事實上許多植物中同樣含有大量的碳水化合物。水果中的熱量和糖分也相當高，故不可以無限制的多吃，否則仍不能達到減肥的效果。科學依據：許多人都知道，身體長肌肉要靠蛋白質，蛋白質還是運動的主要燃料來源，但是肌肉並不是光靠多吃牛肉和雞胸肉就能形成的。而在這個過程中維生素起著重要的作用。所以均衡的營養對減肥來說，可謂至關重要。

陷阱——只吃水果蔬菜

良方——均衡營養減肥

　　很多人都知道啤酒含熱量很高，卻以為威士卡不會發胖。其實，不管哪一種酒，都含有豐富的熱量，一瓶啤酒與3小杯威士忌，同樣都含有相當於1碗飯的熱量，喝酒是減肥的絆腳石，真是一點不假。

推薦減肥茶飲——天方一草堂清脂茶，每日餐前一杯就能有很好的減重效果，清香的口感也非常的好，可以用來替代日常各種碳酸和高熱量飲料，對減肥有極大的幫助。

陷阱——喝酒不會增肥

良方——改喝低熱量的茶飲

　　當我們吃蛋時最好煮熟了再吃，因為1個煮熟的蛋含80卡熱量，而我們消化吸收時，腸胃卻要費去92卡熱量熱能，因此吃1個熟蛋，使肚子感覺較飽，實際上卻替我們減去了12卡熱量，多吃熟蛋對減肥是有益的。

陷阱——煮熟的蛋熱量大不能吃

良方——多吃熟蛋

　　我們要知道，饑餓與食欲完全是兩回事，餓是一種生理需要，而食欲卻可因為種種外來的刺激而產生，不一定非等到饑餓

時才會有胃口。

　　普通人每天需要2000卡的熱量，如果減到1500卡～1600卡熱量，身上的贅肉就會減少。也就是說，我們每天可以把1500卡熱量吃下去，而不必餓著受罪。再有，進食的時間相隔太長，人體會把熱量化成脂肪而貯存起來，因此同樣分量的熱量，吃的次數越少，越容易發胖，完全放做一頓來吃，那更不可收拾。

　　此外，對一直為自己的身材耿耿於懷的你來說，胖不是因為自己吃的多，致命的原因是錯誤的飲食習慣。只有改掉那些不良的飲食習慣，你才能在飯碗裡把身材給「吃」出來。看看你是否也有下面不良的飲食習慣，無則免之，有則改之。

### 1·經常暴飲暴食：不吃早餐、午餐隨便、晚餐來補償

　　不良的飲食習慣和生活方式，可能會引起脂肪代謝紊亂、內分泌異常；晚餐攝入大量的高熱量食物，過剩的營養轉化成脂肪，導致肥胖。可實行一日三餐或四餐，定時定量，分配合理，做到「早餐吃好，中午吃飽，晚餐吃少」的膳食原則，養成良好的飲食和生活習慣。

### 2·狼吞虎嚥，經常不知不覺中吃下一大堆食物

　　熱量過多是導致肥胖的主要因素之一。不良的飲食習慣——進食過快，易導致熱量攝取過多，造成營養過剩而導致

肥胖。營養是肯定要的，但也不能過量。進食時應細嚼慢嚥，控制飲食量，達七八分飽即可，這樣便可減少油炸食品

### 3.「挑三揀四」，喜歡的就拼命吃，不喜歡的就少吃或乾脆不吃

挑食是一種不良的飲食習慣。科學的膳食原則是平衡膳食，應做到葷素多樣、粗細搭配、營養豐富、比例均衡的健康飲食。不能只圖所好，不求營養，這樣的習慣很容易造成營養過剩或營養不良，導致脂肪堆積或虛胖。

### 4.經常在睡前吃很多東西

臨睡前吃點心、零食，容易攝入過多的熱量，超出身體的需要，多餘的熱量會轉化為脂肪而儲存於體內。因此，為了你的體態美和健康，睡前還是儘量不要再進食了。

### 5.累一天了，吃完晚飯，就上床窩著去了

晚上攝入高熱量食物後，身體代謝減慢，活動量減少，沒有足夠的活動來消耗多餘的熱量，易造成營養過剩。故晚飯後應適當地活動或運動，如散步、慢跑等，既能促進食物消化，又能增加熱量的消耗，預防肥胖的形成。

### 6.總是抵抗不了肉食、油炸食品、甜食品的誘惑

肉食、甜食和油炸食物都是高熱量、高脂肪、高糖食物，多食或過食，都易造成營養過剩，導致肥胖。而蔬果類食物熱量低，又富含維生素、礦物質和微量元素等物質，維生素、微量元素能促進脂肪分解代謝，消除脂肪的堆積，有利於預防肥胖的發生，故應少食肉食、甜食和油炸食物，多食蔬菜、水

我不要 變成 胖達人 享瘦又排毒

果。

### 7・鹽越多越好，辣椒越辣越好

食入過多鈉鹽，易使血液中鈉離子含量增高，增加心臟負擔，導致水腫性肥胖。應逐漸減少鈉鹽的攝入量，控制在每日6克以內。

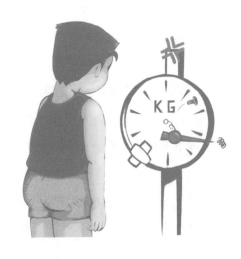

## 平衡膳食
## ——營養有了！漂亮身材也有了！

　　民間常以「水蛇腰」來比喻女子婀娜多姿的身段，水蛇般的細腰、柔腰確實美麗動人，因此擁有「水蛇腰」成了追求美麗女子夢寐以求的目標。但是，「水蛇腰」不會隨著人的意志自然地長在身體上，想要得到它，與其說是練，還不如說是煉。這一過程真可謂「勞其筋骨，餓其體膚，空乏其身……」美是要付出代價的，不是所有的代價就代表著痛苦。有的也可以是一種享受，比如平衡膳食來保養我們的身材，會讓你越吃越享「瘦」，何樂而不為？

　　擁有「水蛇腰」的女人不僅讓自己自信，給人以美感，更是身體健康的體現。如果身體肥胖的話，有60%以上的脂肪堆積在腹部，這為以後因肥胖引起的心血管疾病實現了原始的「脂肪積累」，隨著年齡的增長，脂肪代謝緩慢，想要消脂減負就顯得更為困難了。所以，愛美消脂要趁早。同時，身體的「水蛇腰」是運動而成的，在這個過程中，注意平衡飲食，運動身體是一定要的，更重要的是必須持之以恆，否則，就會反彈，成為名副其實的「水桶腰」。

## 我不要變成胖達人 享瘦又排毒

我們每天必須從食物中攝取各種營養素，以促進生長、發育和生殖。人體所需的各種營養素不下數十種，缺一不可，但多了也不好。再者，大自然提供的食物品種千萬，但就每種食物所含的營養素而言，差異極大。如何從各種食物中得到每天所需的營養素，這就是平衡膳食的主要內容。

平衡膳食是營養的基本原則，平衡膳食也稱均衡膳食，即指膳食多樣化，所含營養素種類齊全、數量充足，營養素之間比例適當，膳食所提供的熱能和營養素與身體需要量保持平衡，從而提高各種營養素的吸收和利用，達到合理營養的目的。

**平衡膳食需具備以下兩個特點：**

### 1‧膳食中應該有多樣化的食物

人們知道，人體需要多種營養素，如果只吃一兩種或少數幾種比較單調的食物，就不能滿足人體對多種營養素的需要，長期吃較單調的膳食對生長發育和身體健康是不利的。各種食物中所含的營養素不盡相同，只有吃各類食物，才能滿足人體對各種營養素的要求。

### 2‧膳食中各種食物的比例要合適

人的身體需要多種營養素，而各種營養素在人體內發揮作用又是互相依賴、互相影響、互相制約的。如人體需要較多

的鈣，而鈣的消化吸收必須有維生素D參與完成。維生素D是脂溶性維生素，如果腸道裡缺少脂肪，它也不能很好地被腸道吸收，只有在吃維生素D的同時，吃一定數量的脂肪，維生素D才能被吸收。而脂肪的消化吸收，必須有膽汁才能發揮作用，膽汁是肝臟分泌的，要使肝臟分泌膽汁，就必須依賴蛋白質的供給。

那麼，蛋白質、脂肪、糖這三大營養素又是怎樣相互作用的呢？如果人攝入的糖和脂肪不足，體內的熱量供應不夠，就會分解體內的蛋白質來釋放熱量，以補充糖和脂肪的不足。但蛋白質是構成人體的「建築材料」，體內缺少了它，會嚴重影響健康。如果在攝入蛋白質的同時，又攝入足夠的糖和脂肪，就可以減少蛋白質的分解，而充分利用它來修補和建造新的細胞和組織。由此可見，各種營養素之間存在著非常密切的關係，為了使各種營養素在人體內充分發揮作用，不但要注意各種營養素齊全，還必須注意各種營養素比例適當。

**下面，我們再看看營養協會所提供的食物的金字塔：**

食物金字塔共分五層，包含我們每天應吃的主要食物種類。金字塔各層位置和面積不同，這在一定程度上反映出各類食物在膳食中的地位和應占的比重。穀類食物位居底層，每人每天應吃300～500克；蔬菜和水果佔據第二層，每天應吃400～500克

和100～200克；魚蝦、畜禽、肉、蛋等動物性食物位於第三層，每天應吃125～200克（魚蝦類50克，畜禽肉50～100克，蛋類25～50克）；奶類和豆類食物合占第四層，每天應吃奶類及乳製品100克和豆類及豆製品50克；第五層塔尖是油脂類，每天不超過25克。

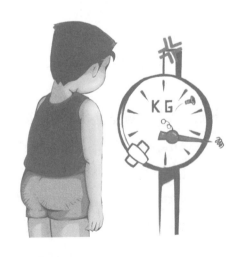

## 會吃比少吃更能減肉肉

食物是從泥土裡長出來的，一定帶來泥土中的巨大力量，減肥就是要以毒攻毒，用食物偉大的力量與贅肉抗衡。

減肥的人士總是考慮食物中的脂肪、熱量，卻沒有想到其他。其實食物中藏有一種神祕的、最好的養顏瘦身之能量，就是讓我們的臟腑向上，讓我們的氣血流暢，然後消耗掉那些多餘的可惡的贅肉。不過，吃食物的方式卻要非常的講究。

### 1‧食物要當季吃，貼心又瘦身

現在，人們都快沒有季節感了，因為青菜水果一年四季都有賣。如果我們在夏天吃本應冬天出產的食物，我們的身體自然之間那種擁有微妙聯繫的感覺就會消失。當季的食物往往最能應對那個季節身體的變化。過去我們講究冬吃蘿蔔夏吃薑，春天多吃蔥韭，到夏天就吃大冬瓜，都是很有道理的。

比如，夏天雖然熱，但陽氣在表而陰氣在內，內臟反而是冷的，因此人很容易腹瀉，所以要多吃暖胃的薑。而冬天就不同，冬天陽氣內收，內臟反而易燥熱，所以要吃蘿蔔來清胃火。

比如，很多美女很喜歡吃肉，卻不能每個季節都吃一樣的

肉，秋冬季節也選擇吃大量的紅肉，到了春夏，就多吃一些魚和鴨子。

如果我們不分時節亂吃東西，可能在需要清火時卻吃下了熱得要命的東西。體重增加不說，對健康也是很不利的。

### 2 · 原味的食物才能結出漂亮身材的種子

現在的東西不知道為什麼都長得那麼大呢，好像切一小塊就能吃飽了。而且食物品種極為豐富，一顆果子還要充分利用，吃出幾種花樣來。有些人還專門吃食物的某一部分。

一個完整的食物的能量和效用是完整的，分割開來就不是那麼回事了。比如一個雞蛋，蛋白是涼性的，蛋黃是溫熱的，合起來吃，雞蛋是性平。這對我們的身體最好了。荔枝是最躁熱氣的，可是荔枝皮很涼，所以我吃荔枝的方法是先吃個夠本，再拿幾個皮洗乾淨來泡茶喝。橘子吃多了會上火，可是橘皮卻可以清熱化痰。

建議大家吃粗加工甚至未加工過的食物，這樣能維持食物的最原始的成分沒有被去除。我們現在吃的精緻米，米胚芽基本上就沒了，如果再做成米餅，實際上就變成了沒有任何作用的東西。

### 3 · 被扔掉的東西比吃下去的更瘦身

有時候，那些被我們扔掉的東西其實比吃下去的更能減肥。比如吃玉米，玉米裡最有減肥功效的是玉米胚芽，就是接近玉米芯那裡一個小小的。半圓形的東西，裡面富含維生素

E，和我們花大錢去買小麥胚芽油來吃是一個效果。

再說吃魚，我們總是會把魚鱗扔掉，其實，魚鱗裡含大量膠原蛋白，魚鱗和魚骨頭熬的魚鱗凍比皮凍還好吃。

葡萄的皮和籽比果肉更有用，可是我們卻只吃果肉，把皮和籽吐了，花大錢去買葡萄籽精華素來瘦身，真是可惜啊。其實市面上買得到帶籽的葡萄乾，裡面的籽曬乾後脆脆的，很好吃，還潤腸通便，可治療過敏體質。

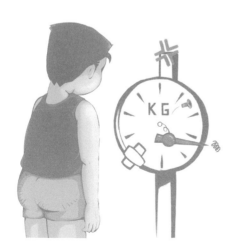

**我不要變成胖達人**享瘦又排毒

## 多親近讓你飽足感的食物

飽足感是指在一餐結束後長時間感到飽足，不再感到饑餓或缺少食物的一種感覺。要想從食物中獲得更多滿足感，就是多吃那些量很大而相對熱量低食物。以擴大食物的食用量從而以更少的熱量獲得最大限度地滿足感的其他進餐技巧有：

第一道菜上清湯、蔬菜汁或是搭配低脂調味品的沙拉，一定不超過100卡路里。

**再者，在主食的選擇上，最好選擇能帶來飽足感的食品作為主食。下面給大家推薦幾種適合的主食：**

1・綠豆、紅豆

在平常吃的飯當中多加入綠豆或者紅豆，可以明顯地減輕一天內的饑餓感。需要注意的是，在食用這樣的食品的時候一定不要選擇經過加工的食品，加工好的食品營養價值降低，熱量增加，吃多了很容易讓人發胖。因此，可以盡可能地吃一些原汁原味的食品。

2・全麥粉

顧名思義，全麥粉就是100%的全麥麵粉。即在加工小麥

的時候，保留了所有的小麥麥數和小麥胚芽。由全麥粉所做的食品在人體內的消化速度很慢，在體內轉化成糖的指數相對較低，所以比吃普通白麵更能抵抗饑餓。

### 3・褐色糙米

褐色糙米內含有較多的澱粉，在人體內消化吸收得比較慢，在體內轉化成糖的指數也比精緻米低。用褐色糙米做飯，比普通白米更有利於健康。

### 4・燕麥片

燕麥片含有大量的可溶性膳食纖維和植物固醇，有降低血膽固醇和血脂的作用。在選購麥片的時候要選擇加工粗制的麥片，不要選擇可以迅速烹調的麥片。粗制的麥片升糖指數比較低，是真正的飽腹食品。在早餐的時候喝點燕麥粥，可以為你補充營養，產生的熱量也不會很多，幫助你保持一個完美的身材。

其次，要多吃瓜果蔬菜。如果不想在節食期間產生饑餓感，就要確保食用的食品每一種都富含營養。瓜果蔬菜中的纖維素有助於產生飽足感。多喝水也會達到和補充纖維素同樣的效果，但並不提倡靠喝白開水來控制食量。我們可以吃一些水分含量高的蔬菜水果。此外，多喝湯也容易讓人產生飽足感。下面介紹一些其他飽足指數比較高的食物。

海藻當中富含水溶性纖維，對營造飽足感非常有效，而且海藻當中還富含微量礦物質，如鋅、錳和硒等，是在日本很流行的減肥食物和長壽食品。

為了使自己產生飽足感，還應該多吃新鮮的食物。相比在冰箱中冷藏的食物，新鮮的食物對身體更有利。新鮮食品中含有的各種營養成分的比例都是最佳的，如礦物質、脂肪、蛋白質、維生素、水和碳水化合物。有些營養物質的需要量極低，這些低需求量的營養物質只有在新鮮食物中才含有。

當食品被加工或者冷藏的時候，它們當中的營養成分會慢慢減少，以至於慢慢喪失。當食品被磨碎的時候，其中的纖維素就會被完全破壞。食物被加熱之後，其中的維生素會被破壞，食物的色、香、味也會有很大的改變。有些商家為了能吸引更多的顧客，會在食品當中添加調味劑、人工色素和防腐劑等添加劑，儘管我們已經知道這些添加劑是安全的，但我們不知道這些添加劑在人體當中的反應是否和新鮮食物相同。

新鮮食物吃起來比較費勁，對於那些吃得快的人是有好處的。瓜果蔬菜當中含有的水分會補充到身體裡，讓人產生飽足感。比如，用奇異果代替奇異果乾，奇異果乾我們可以吃很多，而奇異果卻吃不了那麼多，很快就會飽了。

## 減肥者必看，
## 食物的色彩會影響你的食欲

　　想要減肥，只要用一隻藍色盤子盛飯菜就可以。這可不是神話，是有科學依據的。因為藍色恐怕是最讓人沒有食欲的顏色了，吃得少了，自然就瘦下來了。

　　當你需要節食的時候，可以使用一套藍色或紫色的餐具，最好是碗筷俱全那種。你還可以在冰箱內的小燈泡換成藍色，這樣每次你拉開冰箱想拿食物的時候，滿眼的藍色，就會不自覺地少吃一些。最強勢的做法是，乾脆把廚房裝飾成藍色，不僅能抑制食欲還會使廚房看起來很有現代感。

　　生活中，我們會習慣性地避開藍色、紫色或黑色的食物，這些顏色的食物會讓人聯想起有毒物質或者是腐敗變質的東西。曾有一家著名的糖果公司推出了亮藍色糖果，結果並沒有受到消費者歡迎，反而收到了很多投訴，廠家只得被迫撤回已經推出的商品。

　　事實上，留心觀察就會發現，生活中藍色、紫色的食物並不多，茄子、芋頭、葡萄……屈指可數。即使是人造食物，譬如運動飲料什麼的，也少有藍色，即使偶爾有賣，銷量也並不好。

塑身有道：管住嘴，就能管好體重

最能刺激食欲的，是紅色與黃色。一般速食店都喜歡裝飾成紅色調，使用紅色的餐桌和餐椅，就是為了刺激食客的食欲。

黃色能帶來快樂的感覺，餐館使用溫馨的黃色裝潢能讓你有賓至如歸的感覺，有更多進食的欲望。

麥當勞公司的紅色和黃色的包裝曾被評為最佳食品包裝，一方面因為設計很新潮，還有一個原因就是因為它能很好地勾起食欲。

吃飯的時候，紅色黃色的菜也最受歡迎。燉煮肉類，人們總喜歡多倒醬油，因為那樣無論是雞還是肘子都會看起來發紅色，引人食欲。

一盤白斬雞和一盤紅燒雞塊放在一起，紅燒雞塊顯然更有誘惑力。餐桌上有色彩豔麗的事物，你就會不知不覺地多吃幾口，很容易為肥胖埋下隱患。番茄炒雞蛋每次都會成為餐桌上的熱銷菜肴，總是第一個被消滅一空，原因顯而易見。

中國的飲食文化講究的是「色香味俱全」，色排第一，也就是說，菜式是不是受歡迎、讓人一看就食欲大動，與色彩有很大的關係。現在做飯都喜歡加一些甜椒絲，一方面是出於營養考

慮，更多恐怕是因為甜椒是明豔的大紅或是嬌嫩的黃色，不論什麼菜加進去一些，一下子就變得漂亮很多，能引人食欲。

　　如果想要減肥，可以多吃些白色食物，譬如豆腐、豆芽菜、魚肉等等，一方面寡淡的色澤不會勾起強烈的食欲，一方面這類淡色食物本身含熱量也很低。除了白色食物，綠色食物也是不錯的選擇，不含有高脂肪的，卻有豐富的營養元素。

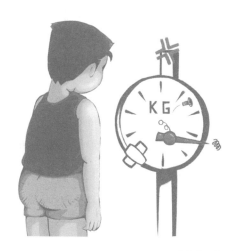

我不要變成胖達人．享瘦又排毒

## 降低脂肪吸收的幾大法門

很多人為了達到減肥的目的，嚴格控制自己的飲食。其實這種做法是錯誤的，在消化食物的過程中，身體也在消耗熱量。有些食物在消化過程中需要耗費比自身更多的熱量，還有些食物能夠提高我們的代謝水準，它們就是讓我們越吃越瘦的——燃脂食物。

### 1．要「飲」以為榮

身材豐滿的美眉平常的要多喝水，如果一天喝上500毫升的水，身體的代謝速度就能提高30%；飲用適量的乳製品，每日飲用3～4次牛奶、優酪乳或食用乳酪的人，其體內脂肪可以減少70%以上，女性在每日食用乳製品的同時，吃些含鈣多的食物，能獲得最佳燃脂效果。茶，當然是不能放過的燃脂佳品，綠茶不僅有抗癌、抗氧化作用，還有提高新陳代謝的作用。每日喝3次，能消耗60千卡熱量。

### 2．多吃燃脂蔬菜

菠菜。能促進血液循環，令距離心臟較遠的雙腿也吸收到足夠養分，平衡新陳代謝，起到排毒瘦腿的效果。

西芹。西芹含有大量的鈣和鉀，可減少下半身的水分積聚。

番茄。常吃新鮮的番茄可以利尿，去除腿部的疲勞、減少水腫，生吃效果更好。

甘藍。含大量的鈣和維生素C，能提高代謝速度。

### 3．燃燒脂肪的蛋、肉製品

蛋。蛋內的維生素B2有助去除脂肪，除此之外，它蘊涵的煙鹼酸及維生素B1可以去除下半身的肥肉。

海魚。經常吃海魚，對降脂減肥十分有益，每星期可以吃3～4次。

### 4．五穀雜糧燃燒脂肪的佳品

芝麻。它的亞麻仁油酸可以去除附在血管內的膽固醇，令新陳代謝效果更好。

紅豆。所含的石鹼酸成分可以增加大腸的蠕動，促進排尿及減少便祕。

花生。含有極豐富的維生素B2和煙鹼酸，一方面帶來優質蛋白質，長肉不長脂，另一方面可以消除下半身脂肪肥肉。

燕麥。它被稱為「燃脂鬥士」，能提供飽足感和身體熱量，還能有效地幫助身體燃燒脂肪。

**下面再為大家推薦一下加快燃脂的6大要訣：**

1．人體進食後體溫會上升，從而加快能量消耗。所以，一天吃三餐比只吃兩餐時的熱量消耗更大。攝取蛋白質時，所消耗的能量最多，有益減肥。

塑身有道：管住嘴，就能管好體重

2・當體內肌肉增加時，基礎代謝率就會上升。所以，體內
　　脂肪過高者應進行肌力訓練，強化瘦肉組織。

3・以減肥為目的的運動必須在飯前進行，最好能早、晚各
　　進行一次，每星期至少三次，每次進行30分鐘以上。

4・產生熱性藥物可以提升新陳代謝率達14%，但一定要在醫
　　生指導下服用。

5・快樂的心情可以減少腦中血清素的消耗，產生抑制食欲
　　的作用。

6・經常拍打皮膚表面來刺激經絡，特別是背部兩側膀胱經，
　　中下腹兩側的脾、胃經，可以調節新陳代謝功能。

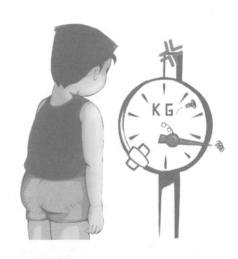

## 種瓜得瓜，吃肉長肉的謬論

　　在眾多的「減肥心經」中，有一條很受大家認可，就是在減肥期間不吃肉類，只以蔬菜為食，把自己變成真正的素食主義者，以為這樣才是減肥正確可行的方法，其實這是錯誤的減肥的概念。

　　並不是所有肉類都會引起肥胖，不同的肉類，含有的營養成分是不同的。怎樣用最直覺的方法來判斷肉食的脂肪情況呢，我們不是研究肉的專家，所以最簡單的就是先看肉的顏色。色越淺越好，肉食類以顏色的有無及深淺可分為三大類：色澤鮮紅或暗紅，如豬肉、牛肉、羊肉等，稱為深色肉或紅肉；肉色嫩白：如雞肉、鴨肉、鵝肉及魚肉等，稱為淺色肉或白肉；幾乎無色：主要是水生貝殼類動物肉，如蛤肉、牡蠣與蟹肉等，稱為無色肉。這裡面的奧妙在於淺色和無色肉中的飽和脂肪及膽固醇含量明顯低於紅肉。尤其值得稱道的是接近無色的肉食，其飽和脂肪含量較其他任何類肉食都要低，僅為乳酪和雞蛋的一半，從而最大限度地避免人體膽固醇的增高。減肥期間的肉類，如果要排出一個座次表來，則無疑是：無色——淺色——紅色。肉類食品中的蛋白質是人體所需要的各種營養素的核心，人體激素含量的正常分泌、肌肉的正常增長、免疫系統的正常維護都離不開它。但

是要記住一點，要選擇高蛋白、低脂肪的動物性蛋白質，別忘了我們的任務是減肥，所以必須控制脂肪。魚、雞胸脯肉、蛋清、優酪乳都是非常棒的食物，高蛋白、低脂肪。烹飪的方式儘量以水煮、清蒸為宜，不妨試試酸菜蒸魚，味道不錯，也有營養。

所以，很多肉類都含有人體所需的營養，只要採取正確的食用方法，就既能達到瘦身的效果，還能滿足自己的食欲。如果在食用的過程中多吃瘦肉少吃肥肉，那麼就能在身體攝入豐富的維生素、礦物質、蛋白質的同時，擁有迷人的身材。這樣既維持了營養攝入的均衡，又能把肉吃得正確、健康。

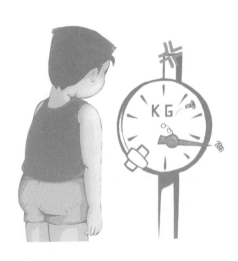

## 不可不減的內臟型脂肪

　　目前，愛美女性口中出現頻率最高的詞彙是什麼？是減脂。我們都希望減掉腹部脂肪擁有平坦小腹；減掉腿部脂肪，擁有修長雙腿；減掉臂部脂肪擁有緊致玉臂。可是你知道嗎，有一種更重要的脂肪，正在危害您的健康，不得不減。根據脂肪堆積的部位，肥胖分為兩種類型。一種是皮下脂肪型肥胖，即皮下聚積脂肪造成的肥胖。其特徵是下腹部、大腿內側、臀部等下半身聚積脂肪。因外觀似梨形，也被稱為梨形肥胖，以年輕女性比較多見。還有一種是內臟脂肪型肥胖，脂肪堆積在腹腔內，形成啤酒肚體型。從外觀上看，又被稱為蘋果型肥胖，多見於中年以後的女性。因為脂肪未附著於皮下而在內臟，所以雖然腰很粗，但表面捏不到脂肪。皮下脂肪型肥胖者不必擔心會有重大疾病，但是內臟型肥胖者則易患高脂血症、高血壓以及動脈硬化等生活習慣病。

　　下面是減少內臟脂肪的食品。

1・烏龍茶：烏龍茶中含有茶多酚和咖啡因等成分，前者能使興奮交感神經的腎上腺素分泌增加，後者則能抑制腎上腺素的分解，兩者相加的效果是，促進消耗體內蓄積的脂肪。想要提高烏龍茶的效果，可以用熱開水沖泡，

使用熱水能從茶葉中充分地浸出茶多酚等有效成分。

2・韭菜：韭菜不僅營養豐富，還有一定的藥用價值。韭菜含有揮發性精油及含硫化合物，具有促進食欲和降低血脂的作用，對高血壓、冠心病、高血脂有一定療效。現代醫學研究還表明，韭菜含有較多纖維素，可增強胃腸蠕動，有很好的通便作用，能排除腸道中過多的脂肪及毒素，從而有效地減少內臟脂肪的堆積。

3・咖啡：咖啡中含有咖啡因，具有促進脂肪燃燒的作用。咖啡因進入體內後，使交感神經興奮的腎上腺素的分泌就變得旺盛。腎上腺素能使體內蓄積的脂肪燃燒，從而減少人體脂肪量。

4・卵磷脂：卵磷脂具有乳化的作用，能夠溶解脂質，防止內臟脂肪的蓄積。目前，已經研發出利用卵磷脂的乳化作用來治療高脂血症的藥。另外，它還能夠抑制腸道內脂肪的吸收，防止在肝臟中進行脂質分解再合成，從而預防脂肪肝的形成。富含卵磷脂的食品有蛋黃、大豆、酵母等，特別是大豆和大豆的加工食品，不僅有卵磷脂，還有大豆皂角等，能減少多餘的脂質。

## 桌上三餐，攻克你的「水桶腰」

　　嚴格遵守和養成「早吃好、午吃飽、晚吃少」的飲食習慣，其中「晚吃少」是減肥的關鍵。這裡有三點必須注意：一是必須吃早飯。不吃早飯的人，容易發胖。因為經過一夜睡眠，身體有10多個小時一直在消耗能量卻沒有進食，人體需要含豐富碳水化合物的早餐來重新補充、儲藏能量，不吃早餐使人在午飯時出現強烈的空腹感和饑餓感，不知不覺吃下過多的食物，多餘的能量就會在體內轉化為脂肪；二是中午一定要吃飽。中午不吃飽，晚上必然餓，「晚吃少」就難以做到了；三是晚上一定要做到儘量少吃！而且晚餐不要吃肉食、甜食、油炸食品，喝一些清淡的麵湯、米湯就可以，不要喝鹹湯。許多減肥成功者不約而同的祕密都是：晚上九點以後堅決不進食，也堅決不喝水。這是保持曲線美的關鍵。

### 特別的早餐特別的瘦

　　有計劃的克服「水桶腰」期間，早餐應該均衡而豐富，所需的熱量在400～500卡之間。正確的早餐功能表可以平衡一天所需的熱量，並降低晚餐熱量攝入。減肥早餐包括複合碳水化合物（麵包、粗糧等），乳製品（乳酪、奶或優酪乳），一杯飲料或一個水果。少吃糖或果醬，因為這些純粹是熱量，而不含其他營

養成分。另外早餐要吃飽，省得中午之前餓了再吃零食。

菜單：麩皮麵包兩片，一客淡乳酪，兩個奇異果，一杯茶。

營養：奇異果富含維生素C滿足人體一天所需；低熱量，含維生素E（抗衰老）、礦物質（鈣、鎂、鉀）和纖維素。實際上，減肥期間，我們在減少熱量攝入的同時，也減少了其他營養素的攝入，這樣就破壞了營養平衡。而奇異果豐富的營養成分正是我們選它的原因，它還有利尿、防便祕等功效。如果覺得老吃奇異果單調的話，也可以吃柳丁（全部吃下去，比橙汁更營養）、鳳梨（利尿）、葡萄柚（清淡）等富含維生素的水果。

## 營養午餐，健康的瘦

對於辦公室一族來說，去哪裡解決午餐是很關鍵的問題，可是大多數的她們的午飯都是在外面打遊擊，只求填飽肚子，這樣長期下來就給腰部埋下了隱患。

經濟許可的白領應該選擇商務套餐。商務餐無論從衛生角度還是營養角度，都是白領們解決午餐的最佳方式，美中不足之處是價格貴了些，不是所有人都承受得起的。另外，由於商務套餐中使用豬肉和雞肉原料較多，可能提供的蛋白質會偏高，再加上酒店炒菜油水較多，脂肪和熱量的攝入也偏高，所以，對於有

發胖趨勢以及血脂偏高的朋友應挑清淡些的菜式。

經濟上比較拮据的上班族，會選擇便當。便當的優勢在於便宜和菜色多樣，但便當從製作完畢到送來或帶來，中間時間比較長，有些還要經過再次加熱，營養的損耗是顯而易見的，尤其當中的維生素C會被破壞掉，也就是被氧化。因此，便當一族應該餐後飲一杯果汁或是吃些新鮮水果（在飯後一小時再吃，不要在餐間吃，那樣影響消化）。

### 美味瘦身晚餐DIY

很多美女們為了減掉腹部贅肉都選擇少吃甚至不吃晚餐，其實，減「腹」的同時也是可以享受豐富美味的晚餐的。

選擇以蛋白質為主、低脂肪的菜色。晚餐的主菜最好是魚和豆類等含蛋白質多的食物，這類食物在體內消耗成為熱能的熱量比較多，不易囤積成體內脂肪。

在晚上8點前結束晚餐。吃完晚餐到就寢前，至少要留有3～4小時的時間。趁這段時間，讓食物得到充分的消化、分解才是不增加脂肪的最佳選擇。

外出用餐時營養成分要均衡。如果你白天和晚上都經常在

外面用餐，最好多多留意，讓每餐所吃的主要菜色都不一樣；若是長期外出用餐，不妨多吃些燙青菜和燉青菜，以補充人體必需的維生素。

晚餐適量吃少也是因人而異的，有些人晚上不能少吃，如果少吃反而會影響身體健康。

### 1．晚餐後還要「開夜車」的人不宜少吃

晚飯後還要進行較長時間工作或學習的知識份子，一定要吃好晚餐。晚餐食譜以安排富含維生素C和粗纖維的食物為佳。這類食物既能幫助消化，防治便祕，又能供給人體需要的微量元素，防止動脈硬化，改善血液循環，有利健康。

### 2．兒童不宜少吃

孩子的生長發育一刻也不會停止，夜間也是一樣，仍需一定的營養物質。若晚餐吃得太少，則無法滿足這種需求，長此以往，就會影響孩子的生長發育。所以，孩子的晚餐不僅不能少吃，還應吃飽吃好。

## 利用苦瓜瘦身，說我型我就型

　　肥胖在當今世界像一個瘟疫，從一個國家到另一個國家，從一個人到另一個人不斷蔓延，「特效」減肥品也不斷出現，但肥胖的腳步卻從未停止。但有一部分人再吃也吃不胖，這到底是為什麼呢？

　　這其中其實也沒有多深奧的奧祕，就是每天會生吃2～3根苦瓜。苦瓜減肥效果很好，一天吃幾根苦瓜，不管怎麼吃、怎麼睡都不會發胖。這是因為一根苦瓜裡含有0.4%貴如黃金的減肥特效成分───高能清脂素。

　　1998年，美國凱里博士從苦瓜中提取了極具生物活性的成分───高能清脂素。即苦瓜素（RPA），這種被譽為「脂肪殺手」的特效成分能使攝取的脂肪和多糖減少40%～60%左右。實驗證實，每天服用一毫克該成分，可阻止100克左右的脂肪吸收，並使腰圍瘦小2毫米之多。如果每天服用「高能清脂素」2～4毫米，那麼30天後，最保守的估算是：吃進的食物有12～24斤脂肪未被人體吸收，而儲存在腰、腹、臀、大腿等處的脂肪有6～14斤被分解供人提利用。

# 享瘦又排毒

　　苦瓜中「高能清脂素」的發現，使西方國家的減肥事業發生了歷史性轉折，給愛美的女士帶來的福音。據統計，僅美國俄州，就有13個大型的藥廠生產苦瓜素，全美國每天有300～600萬人恢復了迷人的苗條身材，而且對血脂、血壓、血糖、動脈硬化的作用也引起了廣泛關注。如果到了日本，花上三萬日元就可以買到美國維靈生物科技公司生產的一瓶FDA認證的「苦瓜素」。在香港，「苦瓜素」已成為女士們、先生們的熱門話題。

　　中國科學院上海研究所的專家借鑒近兩年風行西方國家的苦瓜減肥熱，已成功攻克了高能清脂素──苦瓜素的萃取難關。能在一套價值上千萬元的生物萃取設備中，使苦瓜素保持90%以上生物活性並萃取濃縮成膠囊。

## 雞肉可讓減肥女人「開葷」

對於許多女性朋友來說，瘦身似乎成了一個永恆的話題。大家都想瘦一些，再瘦一些，於是拼命運動、拼命節食、拼命向肉食宣戰。因為肉類中含有的脂肪和熱量遠遠高於蔬菜和水果。所以，多數女人不得已成了談「肉」色變的准素食主義者。

難道找不到既能瘦身又不必吃素的萬全之策嗎？非也，其實普普通通的雞肉就能讓想瘦身的女人既減肥又吃葷。雞肉比起豬肉、牛肉等肉類，明顯具有低脂低熱的特點，肉質也更爽口香嫩，採用任何烹飪方法、與多種輔料搭配都能烹調出美味菜肴，且營養豐富，幾乎可以稱為減肥者攝取動物性蛋白質的首選食物。據統計，100克的牛肉熱量為310千卡，豬肉為307千卡，羊肉為176千卡，鴨肉為183千卡，而雞肉僅有134千卡。可見，雞肉十分適合愛美的瘦身者食用。

雞骨還有抗皺的作用，真皮對皮膚外表的美有決定性影響，因為真皮絕大部分由具有彈力的纖維構成。這種彈性纖維本身是膠狀的，含有多種成分，其中最重要的一種就是硫酸軟骨素，如果缺少它，皮膚就會起皺紋。而這種硫酸軟骨素在雞皮及軟骨中含量比較多。吃雞時，把剩下來的雞骨頭熬湯（雞皮最好

加在一起熬），常喝這種湯能消除皺紋。

多吃雞肉不但可以美容和減肥，還可以提高人體的免疫力。由於雞肉具有很強的滋補作用，所以常處於亞健康狀態的白領最好多吃一些，以提高免疫力，減少患病機率。但也不是所有人都適合吃雞肉進補，雞肉中豐富的蛋白質會加重腎臟負擔，因此有腎病的人應儘量少吃，尤其是尿毒症患者，應該禁食。

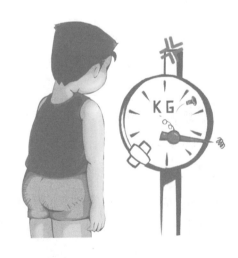

## 巧吃火鍋、燒烤，腰多美就多美

　　愛吃辣的人們，大概都知道「麻辣鍋熱量很高」這回事，於是，遇到瘦腰期間，是不是就要犧牲掉嚮往許久的麻辣鍋聚會？下面告訴大家，如果你以為減掉腹部贅肉就要完全忌口、減去腹部贅肉的時候同時「減朋友」，那就大錯特錯了。

　　其實，祕訣同樣也是在熱量控制的原則之下，聰明地挑選低熱量的食物，特別是天然的蔬果類，可以徹底地貫徹「吃」到「飽」的精神。另外，遇到高熱量的地雷食物，則採取過水去油、淺嘗輒止、食物替代和避開地雷等小技巧來減少負擔。所以，這些小技巧同樣也可以套用在吃火鍋上面，減肥期間的小美女們也可以快快樂樂地吃麻辣鍋。今天就要來介紹減肥時怎麼吃火鍋。接下來就來看看減肥時吃火鍋的小技巧吧！

### 1‧清湯鍋底

　　吃火鍋要吃得健康，首先由選擇鍋底開始。湯中的「肥霸」是麻辣湯、沙拉湯等，油分和熱量均高，其他如骨湯亦不宜多喝。胡蘿蔔馬蹄湯、皮蛋香菜湯、清湯和冬菇湯有健康鍋底之稱，可以選擇。

### 2‧先菜後肉

肉類中含有不少脂肪，涮煮時會不停地滲出。傳統吃法是先涮肉後涮菜，蔬菜像海綿般吸掉湯中的油分，令本來低脂健康的蔬菜，變得又肥膩，又高脂。想吃得健康，要先涮菜後涮肉，或者同時涮菜和肉。

### 3 · 選肉祕訣

選擇肉類應以瘦肉為主，不妨以去皮雞肉、兔肉和各類海鮮等代替高脂的肥牛肉。牛丸、魚丸的熱量較墨魚丸、豬肉丸低，但由於都是加工食品，還是多選新鮮的牛、雞、豬、魚肉為佳。不同部分的肉類也會影響食物的熱量，可以魚片代替魚腩；而豆腐泡、炸魚等屬油炸食物，少吃為妙。海鮮是較健康又美味的選擇。

### 4 · 火鍋醬料

雖然大部分火鍋食物沒有加入火鍋蘸料如沙茶醬、辣椒油等，除了熱量高、鹽分也不少，怕胖又患有高血壓者，切忌食用。也應避免將生雞蛋作為醬料，以免其中所含的沙門氏菌引發嘔吐、腹瀉及腹痛等。

### 5 · 多喝水

很多人都有吃火鍋後喉嚨痛的經歷，原因主要是進食時，對著熱烘烘的火爐：水分大量流失所致。要改善這種情況，應多喝開水，同時要待食物冷卻後才進食。選擇飲品時應避免啤酒、酸梅湯、汽水、橙汁等高熱量飲料，應選擇清茶、保健的汽水等。

## 燒烤也能減肥

　　時下很流行燒烤，吃燒烤似乎成了一種時尚。可是燒烤含有致癌和導致肥胖的危機，因此，燒烤要吃得健康才行。

### 1．五穀雜糧燒烤更健康

　　　一日三餐要均衡營養，燒烤也不例外。一般燒烤都很著重肉類、蔬菜。其實可供燒烤的原料有很多健康選擇；五穀雜糧有玉米、紅薯、全麥麵包等，還可選擇比較低脂的海鮮以及金針菇、茄子等蔬菜。

### 2．儘量選擇低脂食物

　　　一隻燒烤的全雞翅，熱量有150千卡，相當於一大碗米粉。而香腸，每條也有90千卡熱量。要燒得有營養，就要多選擇新鮮的肉類，如牛排、豬排；海鮮類，如鮮蝦和海帶等。肉丸中，魚丸、牛丸裡雖含味精，但屬低脂食物，也可適量選吃，

### 3．吃點水果可抗氧化

　　　燒烤後，不妨吃一個含豐富抗氧化物的奇異果、柳丁，可減少燒烤時致癌物質對人體的傷害。

### 4．勿食用剛燒熱的食物

　　　避免將剛燒熟的食物立即放入口中，經常進食過熱的食

物，容易誘發食道癌及喉癌。

5·自己醃食物

　　若與朋友一起郊遊燒烤，應儘量避免食用己醃製的燒烤包，而盡可能自己醃制，以控制油分及調味料。避免塗上蜜糖或醬汁，以免提升食物的熱量。

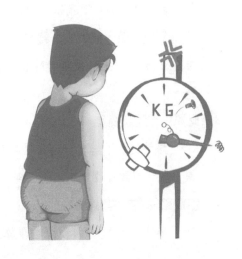

第三章

## 利用水果減肥的祕密

　　很多女性鍾情於「水果代餐減肥法」，用水果代替正餐。她們認為，水果含有糖分，又有維生素，不會使人長胖，還能給人以飽腹感，是最好的減肥食品。殊不知，這種方法也存在著不少錯誤的觀念。

　　這是因為，水果的營養並不全面。水果中幾乎不含脂肪，蛋白質含量也非常低。水果中的維生素和礦物質含量不高，鐵的含量比不上肉類和魚類，鈣的含量遠遠低於牛奶和豆製品，維生素C和胡蘿蔔素的含量不如青菜，因此，水果中所含的營養物質遠遠不能滿足人體的需要。

　　如果用水果做主食，人體得不到足夠的蛋白質供應，缺乏必需的脂肪酸，各種礦物質含量也嚴重不足，長此以往，人體的內臟和肌肉會發生萎縮，體能和抵抗力會下降。缺乏蛋白質使人形容枯槁，缺乏必需的脂肪酸會使人皮膚和毛髮品質下降，因貧血導致蒼白憔悴，因缺鈣導致骨密度降低。這樣的狀態，又怎麼能美麗呢？何況，用此種方法減肥，一旦停止，就容易反彈，而且很可能比減肥前更胖。因為內臟和肌肉萎縮之後，人體的能量消耗就會減少，即使吃的和以前一樣多也會發胖。

塑身有道：管住嘴，就能管好體重

那麼，吃水果對減肥究竟有沒有作用呢?如果安排得當，還是有幫助的。首先，可以用水果代替平時愛吃的各種高熱量的零食，如巧克力、花生、瓜子、糕點、油炸馬鈴薯條之類的小點心;其次，利用水果來減肥的女性最好在餐前吃水果，因為水果內的粗纖維可讓胃部有飽脹感，可降低食欲，防止進餐過多而導致肥胖;最後，晚餐時，可以先吃一些水果，然後喝一些粥作為主食，適量地吃一些低脂肪的菜肴，如蔬菜、豆製品、魚、瘦肉、雞蛋等。這樣就能有效地減少晚餐的能量攝入，對減肥很有幫助。

所以，在減肥的時候可得聰明地選對瘦身水果。

## 1·選擇含糖較少的水果

據研究，鳳梨、哈蜜瓜、木瓜、奇異果、香蕉、葡萄等水果的血糖指數較高，減肥族應避免攝取太多這類水果。而像蘋果、奇異果、檸檬、李子、櫻桃、柑橘類等血糖指數較低，是減肥族在搭配水果餐時的較佳選擇。

## 2·最好餐前吃水果

研究證明:如在進餐前20分鐘至40分鐘吃一些水果或飲用1至2杯果汁，則可防止進餐過多導致的肥胖。因為水果或果汁中富含果糖和葡萄糖，可快速被身體吸收，提高血糖濃度，降低食欲。水果內的粗纖維還可讓胃部有飽脹感。另外，餐前

進食水果，可顯著減少對脂肪性食物的需求，也就間接地阻止了過多脂肪在體內囤積的不良後果。但是，很多水果如柿子、山楂、杏仁、鳳梨等都不能空腹吃。為了減肥，餐前食用水果時，最好選擇酸性不太強、澀味不太濃的水果，如蘋果、梨、香蕉、葡萄、西瓜、甜瓜等。

而飯後吃水果難以達到減肥的效果。因為飯後吃水果，就等於吃多餘的糖，這部分多餘的糖容易轉化為脂肪貯存在身體裡，還可能增肥。尤其是不要在晚餐後大量吃水果，因為晚間進食後合成脂肪積累在體內的可能性最大。但是，有些水果有促進消化的作用，如富含蛋白酶的鳳梨和奇異果，富含有機酸的檸檬、山楂等，對於這類水果可在餐後一小時左右再吃。

## 3‧水果的食用量不要過多

大多數人認為，水果富含纖維素，幾乎不含脂肪和蛋白質，因而可以無節制地放心食用，其實這是錯誤的觀念。水果並非能量很低的食品，由於味道甜美很容易吃得過多，其中的糖就會轉化為脂肪而堆積。例如每100克草莓大約有30卡熱量，若你喜歡吃草莓且能一次吃下很多，攝入的熱量是驚人的。又如吃半個中等大的西瓜（瓜瓤重約2公斤），便不知不覺之間攝入熱量680卡，約相當於三碗米飯。所以吃水果減肥餐時要節制水果的食用量。

只要方法得當，水果減肥會有很大的效果。但是，不能以水果代替主食甚至正餐。因為水果畢竟營養成分不全，如果長

期用水果代替正餐，也會影響健康

### 4・鹼性水果更有利於減肥

　　現代人的體質很需要鹼性食物來平衡，水果無疑是最容易被接受了。大多數水果因含有豐富的礦物質元素，可算成鹼性食物，比如常見的瓜類、蘋果、柑橘、葡萄、草莓、香蕉等等，不過，也有一些生澀的酸果子（如李子、梅、橄欖等）因其含有不能被代謝完全的有機酸，進食後會增加體液酸度，屬於酸性水果。

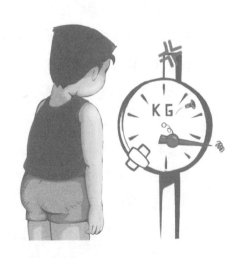

## 蔬菜法減肥最安全

　　減肥的人士總是會去尋找各式各樣的減肥食譜，但其實，身邊最簡單的食物，蔬菜，就是減肥的最佳食物，是餐桌上的天然「降脂藥」。比起常食用肉類的人來說，那些常食用蔬菜的人通常更容易獲得良好的飲食習慣，以保持自己的身材免受超重或肥胖的困擾。而且常食用蔬菜的人到了中年以後，因為長期形成的飲食習慣能讓他避免高脂肪高熱量食物的誘惑，所以說，蔬菜是減肥的最佳食物。但其實，不同的蔬菜，其營養價值是不同的，在食用蔬菜時，應該多吃營養價值高的蔬菜。

　　在考慮一天的蔬菜食譜時，很多人通常是按自己口味的偏好來決定今天吃什麼樣的蔬菜，但其實，食用蔬菜有一個更加科學合理的指標——營養。即根據蔬菜的營養高低來決定一天的蔬菜食譜。下面，將介紹根據蔬菜所含營養成分的高低，科學家對它們所作的甲、乙、丙、丁四類分類。

### 1．甲類蔬菜

　　　　這一類蔬菜的營養成分中有大量的核黃素、胡蘿蔔素、維生素C、纖維、鈣等，營養價值最高，菠菜、小白菜、韭菜、芥菜、莧菜、雪裡紅等均屬於甲類蔬菜的範圍，在食用蔬

菜時，應多食用這類營養價值高的蔬菜。

## 2・乙類蔬菜

該類蔬菜所含營養成分不及甲類蔬菜所含營養成分豐富，營養價值次於甲類蔬菜。通常該類蔬菜又被分為三種小類型。第一類是含有核黃素的，主要是指新鮮豆類和豆芽；第二類含有較豐富的胡蘿蔔素和維生素，這類蔬菜主要指胡蘿蔔、蔥、青蒜、芹菜、番茄、辣椒等；第三類主要是指含有較多的維生素C，主要包括大白菜、包心菜、菜花等。

## 3・丙類蔬菜

這類蔬菜含有較少的維生素，但熱量比較高，主要指含澱粉較高的，像馬鈴薯、芋頭、山藥、南瓜等。

## 4・丁類蔬菜

這一類蔬菜由於只含少量的維生素C，營養價值較甲、乙、丙三類蔬菜都要低，因此被分為丁類蔬菜，丁類蔬菜主要有冬瓜、竹筍、茄子等。

知道了科學合理的蔬菜分類，瞭解了各類蔬菜所含營養成分的高低，營養價值的大小，就可以合理的安排自己的蔬菜食譜了。但在食用蔬菜時，為保持蔬菜的營養價值不流失，最大的限度的攝取蔬菜的營養價值，因此，在食用蔬菜時還需注意以下幾個方面：

1・對於剛買回來的新鮮蔬菜，不要放在冰箱或廚房裡，等

到第二天再吃，最好買回的當天就吃掉，因為蔬菜存放時間一長，維生素等營養物質便會慢慢流失，那麼人體所能攝取到的營養就會減少。因此，新鮮蔬菜要現買現吃。

2・食用蔬菜時，應該明確蔬菜的營養部分。像有些人在吃芹菜時，喜歡把芹菜葉子摘掉，只吃芹菜莖，但如果這些人知道了芹菜中至少有一半的營養都在葉子裡，他們應該就不會那麼輕易地扔掉芹菜葉子了。還有就是在製作餃子餡時，把切碎的菜葉泌出來的菜汁擠掉，這會使蔬菜的維生素損失70%以上。因此，做蔬菜餃子餡時，如果擔心菜汁出湯，正確的方法是將切好的菜用油拌好，再加鹽和調料即可。

3・根據測試，用大火炒出來的菜，維生素C損失僅17%，但先炒後燜的炒菜方法，蔬菜裡的維生素C則損失會超過大火炒出來的菜。因此，炒菜時用旺火，這樣製作出來的菜，既有誘人的炒菜香味，又能維持其營養成分不至流失過多。另外，如果在炒菜時加少許醋，更有利於維生素的保存。

4・有些人在做菜時，喜歡提前把菜炒好，然後放在鍋裡或有蓋的碗裡溫著，過一段時間再吃，或者一次做兩頓的量，第二頓就把第一頓時的蔬菜熱熱再吃。其實，蔬菜中所含的B群維生素，在炒好後溫熱的過程中會損失。因

此，吃蔬菜應該現炒現吃。

　　蔬菜是減肥不可缺的食物，經常食用蔬菜的人比經常食用肉類的人更少的遇到肥胖問題的困擾。所以，還等什麼，今天就製作一盤精美可口的蔬菜端上自己的餐桌吧！

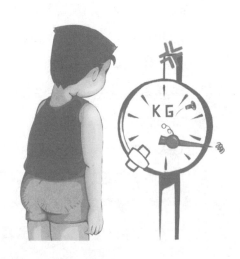

第三章

## 早餐芭娜娜，晚餐番茄的瘦身道理

　　早餐吃番茄，晚餐吃香蕉是最近很流行的減肥方法。到底這種方法對瘦身有沒有效果，有哪些根據呢？

### 香蕉早餐的瘦身道理

　　香蕉是非常好的水果。一來吃起來方便，只要剝了皮就行；二來熱量很低，又能吃飽，所以香蕉最適合又懶惰又想擁有蠻腰的人了。每天晚上一杯優酪乳（一日三次優酪乳減肥）加一根香蕉就成了雷打不動的瘦腰晚餐。但天天如此，人雖然瘦了，但也會變成一看到香蕉就想吐，窮則思變，不如換個吃法吧！

#### 1‧慢慢品味香蕉早餐

　　　最好是香蕉，但是在不想想吃多少就吃多少，最好是香蕉，但是在不想吃香蕉的日子，也可以用其他水果代替，只是請維持每餐食用單一品種的水果。不愛吃香蕉的朋友，請不要勉強。雖然有人是開始吃香蕉減肥餐之後才愛上香蕉的，但不喜歡香蕉的人很可能不適合吃香蕉，試著尋找可以持之以恆又不會覺得吃著勉強的水果吧！只要一次一種，細嚼慢嚥，相信會達到同樣的效果。除了營養方面，香蕉便宜、甘甜、不需要清洗等特點，都方便大家輕鬆持續下去，所以是最佳選擇。

塑身有道：管住嘴，就能管好體重

肚子餓了，不論如何都想要再吃點什麼的時候，可以先吃根香蕉，隔15～30分鐘之後再吃其他東西，若想減肥早點有成效的話，米飯類食物是最好的選擇。不過，因為工作等情況吃米食有困難時，建議可以迅速偷吃水果糖。

### 2．早餐香蕉減肥要多喝水

早餐吃香蕉時要喝常溫的白開水，香蕉吃完後間隔15～30分再喝也可以。沒有規定要喝多少，只要勤喝水，不必在意喝多少，一旦在意喝的量，將喝水變成一種義務，就容易形成壓力。

## 下面為大家推薦幾款香蕉食譜：

香蕉燕麥粥。這是一道絕對健康的主食哦，而且做起來很方便。先加足量的水把燕麥煮熟，然後把切成小塊的香蕉放進去，再放一些枸杞，然後用文火再煮上五六分鐘就可以了。

冰凍優酪乳香蕉。這次的主角還是香蕉跟優酪乳，但不同的是，這次是將優酪乳抹在香蕉上，抹得厚一些，然後放進冰箱的冷凍室，三四個小時以後拿出來，一個優酪乳香蕉霜淇淋呈現眼前。

## 晚間番茄減肥

番茄中富含人體需要的維生素、礦物質等營養成分。晚上食用番茄，補給人體必需的營養，可以促進睡眠中生長激素的分泌，加快基礎代謝。再者，充足的睡眠也是不可或缺的。番茄同樣能夠對「睡眠天敵」——「體寒」與「壓力」發揮其威力。

### 1・改善血液循環

番茄內含的番茄紅素能夠降低膽固醇，清澈血液。如此一來，血液循環得到改善，消除體寒也就指日可待了。

### 2・緩解壓力

番茄裡的甘味成分能夠給大腦、神經補充能量。而且，維生素C有緩解壓力的作用，讓你消除精神上、肉體上的疲勞。

另外，對於那些總也管不住自己的嘴、超能吃的人來說，食物纖維與果膠簡直就是他們的救世主。實際上，感受到食欲的並不是「肚子」，而是「大腦」。老想著吃東西是因為大腦的飽食中樞未能發出「吃飽」的信號，攝入食物纖維、果膠等能讓胃膨脹，刺激飽食中樞。食物纖維、果膠一邊向大腦發出「吃飽了」的刺激信號，一邊加快腸胃蠕動，消除便祕！同時還能幫助體內廢物的排泄。

並且，番茄裡的檸檬酸與番茄紅素能夠幫助你減少身體脂肪。檸檬酸能促進糖分的代謝，燃燒脂肪。番茄紅素能夠抑制脂肪細胞的增多，吸收多餘脂肪。

番茄既能加快代謝、抑制脂肪增多，所含熱量又很低。所以說，番茄是最適合晚間吃的食物。

晚間番茄減肥法是需要一些方法的， 提高晚間番茄減肥成功機率的最強原則。你也不一定非要按部就班的執行，避免給自己造成心理上的壓力，可以根據自己的情況而定。

### 1 · 什麼時候吃番茄

可以選擇跟晚餐一起進行。可以將生的番茄切成薄片，也可以將小番茄直接做成沙拉。或者做加熱處理也可以。可以再吃飯的時候喝一點番茄汁，也可以透過加點番茄醬、蔬菜泥、番茄罐頭來添一些色彩。吃的花樣很多，你可以發揮你的創意盡情地想像，享「瘦」健康的番茄生活吧！

### 2 · 多久才見效

吃番茄餐至少要持續3～6個月。人與人之間身體狀況，體質、吸收狀況是不一樣的。有些人很快就能見到效果，而有的人要持續很久才能見到點起色。從中醫學來講，那是因為像皮膚、指甲的新陳代謝等身體循環週期平均需要6個月。人體

能夠記住持續了6個月的狀態。記住之後就能保持這樣的狀態了。那麼，就只好堅持一下先讓身體記住番茄餐的狀態吧！

### 3・成功的祕訣就是要生活有規律

暴飲暴食、睡眠不足、偏食不僅影響「晚間番茄減肥」的效果，而且對身體也不好。番茄減肥成功的祕訣就是要維持充足的睡眠、正常的飲食生活、規律的起居時間。這個基礎打不好。番茄的魔力也就成了天方夜譚了。雖說番茄紅素扮演了擊退多餘氧自由基的角色，但還是不能過度依賴它，還是要保持好自己的生活習慣。

### 4・每天要攝取多少量

晚間番茄減肥量一天必須攝取15毫克以上的番茄紅素。生吃番茄、喝番茄汁、用番茄做菜時，各自攝取到的番茄紅素是不一樣的。

### 5・生吃番茄的量

生吃番茄的時候要吃兩個大番茄（500克）。紅色系要比桃色系好。所含番茄紅素是桃色系的3倍。或者吃17個小番茄（250克）。小番茄的營養成分要比普通番茄來得多。胡蘿蔔素、維生素C、食物纖維均為普通番茄的1.5～2倍。

## 零食與贅肉的「無間道」

很多姐妹認為自己的胖都是由於吃過多的零食所致。一邊抗拒不了零食的誘惑，一邊又想保持完美的身材。總想著吃下零食會影響體重，於是零食就成了一種心理負擔。其實，不需要你改掉吃零食的習慣，而是要學會斟酌合理地選擇零食。

### 含鹽較多的話梅類食品並不安全

話梅、李子等零食含鹽量過高，如果長期攝入大量的鹽分會誘發高血壓。另外，嘴不停地吃話梅也是不可取的。

**1．堅果要慎吃**

堅果中的確含有非常豐富的營養，並且可以說是零食中的首選。但堅果中的脂肪含量過高，熱量也較高。比如，50克瓜子仁中所含的熱量相當於一碗半米飯，如果食用過量就會有發胖的危險。

**2．果凍是一種很沒營養的零食**

多吃果凍不僅不能補充營養，甚至會妨礙營養素的吸收。目前，市場上銷售的果凍基本成分是一種不能為人體所吸收的碳水化合物，而基本上並不含果汁，其甜味來自精製糖，而香味則來自人工香精。

不過，果凍中沒有脂肪，並含有一些水溶性膳食纖維，少量吃些並沒有壞處，也不會讓你發胖，但是，你不要指望用它來增加營養。

## 3 · 魚乾和肉乾的脂肪含量並不低

魚乾和肉乾是經過乾燥而成的食品，水分含量低，而其中的營養物質得到濃縮，是補充蛋白質的好食品。但同時肉乾也是一種高熱量的食物，大量食用和吃肉沒什麼區別，尤其是那種味道鮮美、質感較軟、多汁的肉乾，其脂肪含量更高。大量食用肉乾、魚乾除了對減肥不利之外，它們所含的蛋白質一旦超過了人體的利用能力，還可能形成致癌物質，威脅到你的健康。

## 巧吃甜點，控制熱量

想減掉小肚子的美眉最難過的就是不能隨便吃點心，想想告別那香香甜甜的巧克力蛋糕、慕斯、提米蘇蛋糕、奶油餅乾，會不會不甘心。其實，只要吃得有方法，吃得聰明，享受美味與維持身材是絕對可以兼得的。

## 1 · 甜食要留到早上吃

晚上睡覺前吃甜食，這真的是很危險，因為我們吃的甜食中的糖必須得透過運動來代謝，所以晚上吃甜食讓非常輕易地被肥胖糾纏。甜食愛好者們完全可以嘗試在早晨和上午吃自己所喜歡的甜食，在上班前吃點甜食，不但心情愉快，甜食提供

的熱量還能抵禦上班路上的寒冷。

通常，吃甜食絕對不能狼吞虎嚥，點心、零食吃得越快，血糖上升得就越快，熱量就越無法消耗，就會停留在體內轉變成脂肪。因此，慢慢享受甜點可有助於熱量的消耗，而且對穩定情緒有幫助。

早晨或者上午吃的甜食，你會用一天的工作和運動來代謝分解它，在這樣的條件下，100～200克水果，50～100克蛋糕或者餅乾，一小塊巧克力，這些吃了都等於沒吃過一樣，就看你會不會節制了。

如果上午的甜食吃多了，那麼在中午和晚上最好多吃一些蔬菜，幫助消化的同時也分擔了糖攝入量高的壓力。

### 2·果糖代替蔗糖

雖然說果糖和蔗糖都能引起肥胖，但是果糖更甜，果糖的甜度值通常接近200，而蔗糖只有100左右，相差大約一倍。這也就意味著你的用量可以更少，還可以達到更好的效果。果糖和蔗糖的熱量不相上下，但是果糖轉換成脂肪的速度比蔗糖慢，意味著你有更多的時間去代謝。

蜂蜜和蘋果糖就是很常見的果糖，當你烤蛋糕的時候，乾脆就不要再放砂糖了，改放一些蜂蜜或者蘋果糖，也別有一番風味。

### 3·高熱量甜點飯後吃

除了早晨和上午的時間，儘量避免空腹吃甜點，因為空肚

子的時候，熱量吸收的效果是最好的，而且很容易在不知不覺中就吃多。高熱量點心如起司蛋糕，則放在飯後吃比較好，因為與用餐中的食物纖維一起消化，熱量吸收會比較少，且不容易吃太多。但是晚餐以後吃甜點是一定要杜絕的，過了晚餐之後，身體對熱量的吸收有神奇的力量，如果晚上吃了甜點或油炸零食，又馬上上床睡覺，那麼糖就很容易轉化成脂肪留在你的體內，危害比任何時候都要大。

此外，疲勞的時候要避免吃甜食，因為甜食會消耗身體的B群維生素，讓身體更加疲勞，無形中也會增加贅肉。

### 4‧參觀食品添加劑工廠

假如你酷愛甜食，假如你體重超標，假如你控制不了自己的糖勺，那麼你可以去食品添加劑工廠參觀參觀。用作甜味劑的甜菊糖與甜蜜素，甜度往往是蔗糖的幾倍，並且屬於植物提取，對身體不會造成損害。而木糖醇的甜味比較柔和，甜度和蔗糖相當。這些「代糖」都可以作為我們平時製作甜點的原料。它們雖然很甜，但是熱量卻幾乎為零，化學性質也與糖完全不同，所以不用擔心吃了以後會長胖，更不用擔心它對牙齒有損害。

甜味劑更適合做果凍、布丁，或者熬製罐頭，口感和香味比糖更好。但值得注意的是，甜味劑不能長期代替糖，因為它沒有任何的營養，長期食用而不吃糖的話，身體很容易低血糖。比較好的方式是與蔗糖穿插食用。

## 美味巧克力，該讓嘴巴拒絕嗎

女孩子都喜歡吃巧克力，但是，巧克力的熱量高的令人髮指。不過，下面提供的這些食用技巧讓巧克力一族再也不必驚心肉跳了。

雖然巧克力有不少好處，但是並不代表可以把它當成保健食品，因為它的高熱量可導致肥胖。此外，巧克力中的可可脂為飽和脂肪酸，多吃易提高血膽固醇，影響心臟血管的健康，所以有心臟血管疾病的人還是必須減少食用的。

由於巧克力的熱量主要來自脂肪及糖類，所以如果多吃了巧克力，在其他飲食上就應該減少烹調用油及糖類的攝取，以免總油脂攝取過量，造成身體熱量的負擔。此外，多吃蔬菜來減少脂肪的吸收，加速脂肪的排泄，亦是很好的補救辦法。

最後，高油脂、高糖的巧克力由於不容易消化，會延遲胃拌空的能力，對於消化不良及胃潰瘍的病人並不適合，至於要控制血糖的糖尿病人也應該節制食用。

## 巧克力的健康吃法

1・把無糖巧克力粉加入脫脂奶調製飲品・

2・飲用低脂巧克力奶。

3・水果如梨、哈密瓜等，切粒加點巧克力醬進食。

4・用薄薄一層巧克力醬塗麵包。

5・購買獨立小包裝的巧克力，只買少量的。

6・選購時可選成分高又低糖低脂的巧克力。

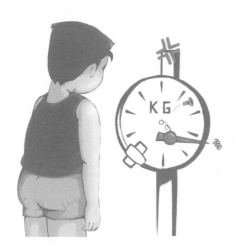

塑身有道：管住嘴，就能管好體重

## 杏仁，美味營養不增磅

　　上班族的生活就想一張素描，程式化的生活，職業化的套裝。有著令人羨慕的高學歷、高薪水，卻少了幾分對健康的關注，對自己的關愛。現在白領中的流行語是「對自己好一點」。對自己好一點，其實也很簡單。只要給身體多一點放鬆，給生活多一點時間。提前一個小時下班，可以給自己做頓健康的晚餐；挪出一個週末，可以和老朋友聚會聊天；緊張的工作中，抽出兩分鐘，可以喝杯杏仁茶，給身體增添能量。

　　辦公室一族經常省略早餐，或是簡單地吃點麵包餅乾；午餐就近速食代替，然後埋頭苦幹到晚上八九點；晚上呼朋喚友，大吃大喝一頓，回去倒頭就睡。這種不良生活方式極易引起消化不良、身體功能紊亂。正常情況先我們全天各餐食物的分配比例，應該是早餐攝入的能量占全天總能量的30%，午餐占40%，晚餐占30%。兩餐的間隔時間以4～5小時為宜。如果間隔時間太長，會引起饑餓感，血糖降低，從而影響工作效率。所以，如果工作到六點以後，白領一族很有必要在下午給自己加餐，補充營養。

　　如何選擇加餐食品呢？營養專家推薦了乾果，因為它們營

養豐富，可以迅速給身體「充電」，還有健腦益智的功效。以杏仁為例，一把杏仁含有160～170卡的熱量、6克蛋白質、6克碳水化合物、14克脂肪，還含有纖維及多種微量元素。杏仁露充分保留了杏仁的天然營養，是加餐的好選擇。

很多人不知道減肥不是減脂肪，而是在於降低熱量的攝入。有些脂肪如杏仁中所含的就可以使你不需吃很多就有飽足感。同時，吃杏仁又能獲得豐富的蛋白質和營養。杏仁中所含的脂肪是健康人士所必需的，是一種對心臟有益的高不飽和脂肪。

科學家研究發現杏仁中的脂肪不會導致體重增加。研究發現每天吃50～100克杏仁體重不會增加。杏仁中不僅蛋白質含量高，其中的大量纖維可以讓人減少饑餓感，這就對保持體重有益。纖維有益腸道組織並且降低了腸癌發病率、膽固醇含量和心臟病的危險。

# 我不要變成胖達人‧享瘦又排毒

## 超市食物怎麼吃才會瘦

週末逛超市，似乎是每一個家庭都必須做的事情，對於正在減肥的人士來說，如何選擇適合的食物非常重要。如何挑選超市里的減肥食品，讓你吃著瘦呢？

### 1‧選擇健康的瘦身食品

（1）蔬菜區。多選購當季新鮮蔬菜，蔬菜中所含纖維多，容易具有飽足感並促進排便，可以預防癌症。每餐都需要攝取100克（約一碗）蔬菜需注意烹調量時用油應控制。青椒、番茄、青花菜、高麗菜、芥菜等含維生素C的蔬菜別忘了採購。

（2）水果區。採購新鮮水果。水果切成小塊、用固定容器、定量吃。勿選購果汁、醃製水果。香蕉、荔枝、龍眼甜度高宜少食用。

（3）肉品區。選購去皮瘦肉、雞肉、魚肉、海鮮含油量低。勿選絞肉、五花肉、魚肚、雞腳雞翅、豬大腸、排骨。加工肉品漢堡、貢丸、魚丸、福州丸、甜不辣、含大量的油脂不宜選購。勿購買調味肉品內含大量糖及油脂、應自行調理。

（4）豆製品區。多選購未油炸之豆製品豆干、豆腐、豆包、營

養豆腐。炸豆腐、炸豆包、烤麩豆輪含大量油脂不適合選購。

（5）奶類區。選擇低脂或脫脂奶、原味、低脂優酪乳。牛奶含豐富量蛋白質勿飲用過量，造成腎臟負擔。每天喝一至二杯為宜一杯240毫升。勿選購調味奶、草莓牛奶、咖啡牛奶。

（6）冷凍食品區。購買製作簡單原味冷凍饅頭、麥香饅頭。選擇未經調味或醃製冷凍魚。可選擇冷凍青豆仁、毛豆、青花菜。勿選冷凍水餃、包子、魚餃、蔥油餅含有高油脂。

（7）糕點區。選擇高纖維全麥麵包、麥片、吐司、高纖維餅乾等穀類食品當早餐食品。注意食品材料標示選擇低油低糖或無糖的餅類。

（8）飲料區。購買無糖或代糖飲料健怡可口可樂、烏龍茶、礦泉水。勿選用水果酒、啤酒。

## 2‧有完整營養標示的食物才買

到超市買東西時，你是拿了就走，還是會先留意包裝上的食品營養標示？其實，很多健康真相都隱藏在營養標示中，目前連鎖超市貨架上所陳列的食品，大半都會注明營養標示，只有少數生鮮、熟食產品未標明。為了避免不小心吃進過多食物，凡是沒有完整營養標示的食物最好不要購買，以免多吃。而購買前別忘了看清楚產品包裝上的標示，才能挑選出真正符合健康標準的食品。購買之前，要細讀完整營養標示內容。有

責任感的廠商會很誠實地標明每一成分的營養成分、熱量、蛋白質、脂肪、碳水化合物，消費者可以很快換算該項產品究竟含有多少熱量、脂肪、蛋白質、碳水化合物，避免吃得過量。

可是有些廠商很怕消費者知道太多，影響購買意願，所以常常是過度簡化標示，或隱藏成分，以不實的內容欺騙消費者。因此購買之前，一定要細讀營養標示內容，才不會買到愈吃愈胖的食物。即使買到或吃到過量的食物，也會在下一餐進食時少吃一些熱量或脂肪。

## 完整營養標示的內容

| 格式1 | 格式2 |
|---|---|
| 營養標示（xx產品） | 營養標示（xx產品） |
| 每一份量含xx克 本包裝含x份 | 每100克 |
| 熱量xx卡 蛋白質xx克 脂肪xx克 碳水化合物xx克 鈉xx毫克 | 熱量xx卡 蛋白質xx克 脂肪xx克 碳水化合物xx克 鈉xx毫克 |

### 3·購買小包裝的食物，不要購買經濟包裝

經濟包裝是廠商常用的一種促銷手法，比如說一次購買3包的價格比分別買3包便宜，或是第二件6折，目的是希望消費者多買、多吃，但是減肥者千萬不要掉進商家的陷阱中，一定要克制誘惑，買完小包裝食物就要離開賣場，不要覺得經濟

包實在很划算，就買了太多零食。掌握「購買小包裝」這個原則，就可以讓你少買一些，少吃一些，不但可以幫助減肥，對於健康也有好處。

## 4 · 不要吃太多

到超市購物，面對琳瑯滿目的食物，減肥者難免會多買又多吃，萬一吃太多時要怎麼做？

（1）吃下一餐時一定要減量，尤其是蛋白質、脂肪的攝取量一定要降低。

（2）一定要交替做有氧運動（游泳、爬山、跑步）和無氧運動（伸展操、瑜伽），一天至少30分鐘。

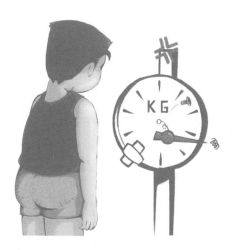

我不要變成胖達人．享瘦又排毒

## 精加工食品都是「胖老虎」

我們是一個繁忙的上班族，我們沒有時間做飯，更別說每天去市場了，我們有正事要做，所以我們想：「我們得存點東西，大量地買，每週購物一次。」這樣精加工食品就佔據了食物鏈。

我們吃的蛋糕，餅乾，點心，火腿腸，魚丸子等非常好看美味的東西算是精加工，有的甚至是過度加工的食品。這些食品為了增加美觀和味道往往添加了很多添加劑。精加工食品是威脅激素平衡的殺手，因為我們的身體並不能識別這些食物，而且食物的加工程度越深，肆無忌憚的生化物質糾纏你的神經化學系統，使你想要吃得更多——越吃越多，越吃越多。

比如，我們吃的白麵和白米也可以算是精加工的，已經不屬於天然植物食品了，它們就不再合格了。透過去掉麩糠和胚，隨之也去掉了幾乎全麩穀物所含的纖維、維生素和礦物質——穀物透過精製可以延長其保存期。然後在加工過程中流失掉的B群維生素（硫胺素、核黃素、煙酸、葉酸）和鐵不得不透過「濃縮加料」來復原。這個過程中就將食物原本含有的健康營養物質大量的破壞流失。

　　除此之外，它還存在一個很嚴重的問題：非常容易消化，長時間吃精製穀物必然會造成血糖飛漲，甚至促使胰島素的釋放達到高峰。時間一長，胰島素反覆地達到高峰將導致胰島素抵抗和糖尿病。比如說，那些從不吃全麩穀物的人患糖尿病的風險，就要比每天吃3份全麩穀物的人高30%。

　　《臨床營養學雜誌》的一項研究發現，吃全麩穀物的人比吃精製穀物的人體內所含的C反應蛋白水準要高40%。這些吃起來簡單的碳水化合物不能給予身體飽足感，以至於我們通常吃了很多，才恍然大悟掉進了碳水化合物的陷阱裡。

　　所以，那些想減肥的人士，首先要做的就是把你的儲物櫃和冰箱檢查整理一遍，扔掉那些沒有註明主要成分是「百分之百完整……」的加工穀物產品。最好把所有的精加工穀物都扔掉，但如果你必須保留這些，那麼，你要維持每1份至少含2克纖維。請注意：只要含有超過51%全麥的產品就能視為「全麩穀物」。

我不要變成胖達人 享瘦又排毒

## 減少熱量的幾個飲食細節

　　一提到熱量，需要減肥的人們，總是會被嚇出冷汗。其實熱量不是惡魔，它是維持我們生命活動的朋友。下面就教給大家怎麼讓熱量變成我們苗條身材的奴隸。

　　熱量主要來自於碳水化合物，脂肪，蛋白質，酒精。飲食中可以提供熱量的營養素是碳水化合物、脂肪、蛋白質、酒精、有機酸等。它們所含的熱量，以每公斤為單位，分別是：碳水化合物4大卡、脂肪9大卡、蛋白質4大卡、酒精7大卡、有機酸2.4大卡。

　　成人消耗的熱量利用在三方面：基礎代謝量+活動量+食物熱效應

　　熱量消耗的途徑主要有三個部分，第一部分是基礎代謝率，約占了人體總熱量消耗的65%～70%，第二部分是身體活動，約占總熱量消耗的15～30%，第三部分是食物的熱效應，占的比例最少約10%，這三者的比例大致已經固定。

計算食物或飲食所含的熱量，首先要知道其中熱量營養素的

**重量，然後利用以下公式計算：**

熱量（千卡）＝糖類克數×4＋蛋白質克數×4＋脂肪克數×9＋酒精克數×7＋有熱量的需要＝熱量的消耗

**減少熱量的攝取則以選擇熱量低的食物，例如：減少油炸、烘焙類食物，以饅頭代替麵包，以開水代替含糖飲料。具體如下：**

**1・選擇體積大、纖維多的食物**

因為這種食物可增加飽足感，從而有效地控制你的食欲。新鮮蔬菜、水果。減肥達人介紹蔬菜水果在防治肥胖和腫瘤中的作用已被認同。

**2・選擇新鮮的天然食物**

新鮮天然食物一般熱量都比加工食物要低。例如，胚芽米的熱量低於白米，新鮮水果的熱量低於果汁，新鮮豬肉的熱量低於香腸、肉乾等。

**3・選擇清燉、水煮食物**

這些食物比油炸、油煎、油炒食物熱量低得多，例如，清蒸魚、涼拌青菜、泡菜等都是可供選擇的上好的低熱量食物。

另外，要記住，油炸食品熱量高，含有較高的油脂和氧化物質，經常進食易導致肥胖，是導致高血脂症和冠心病的最危險食品。

### 4‧肉類儘量選擇魚肉和雞肉

肉類所含熱量的高低不同，大致是：豬肉>羊肉>牛肉>鴨肉>魚肉>雞肉。

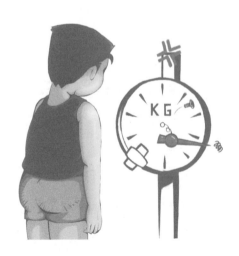

## 全穀類食品可以抑制進食量

　　當下，全穀物食物被減肥屆所推崇，因為，全穀類食品產生的短鏈脂肪酸能夠刺激胃部的脂肪細胞釋放飽感激素——瘦素，所以它還有助於減少我們的進食量。問題是你吃的必須是真的全穀類。即使是簡單地研磨也會改變全穀類食品的細胞結構，並使它們更容易被消化。

### 1．主食全穀物當家指南

　　　　現在超市裡銷售的產品大多是容易消化的高GI麵食和穀類製品，這類食物會令血糖水準迅速升高，給胰腺造成壓力。高GI的早餐還有消化快的特點，所以很多人都有午餐前饑餓的經歷。如果選擇全穀類早餐如燕麥粥，一碗就能提供整個上午所需要的能量。

　　　　用整粒的大米、小米、綠豆、紅豆、燕麥等做粥做飯是最容易的選擇，多種食物混合，熬製成稠度適宜的粥口感好，還可以降低GI值。

　　　　還可以選擇全穀類麵包，如100%全麥麵包、酵母麵包，還有以鷹嘴豆或其他豆類為原料製作的麵包如大豆麵包。在購買麵包的時候注意查看營養標籤和成分表：注意是否有大麥、裸麥、黑小麥、燕麥、麥麩、粗麥粉、向日葵籽、亞麻籽或大豆

等成分。混合的粗糧和粗加工的麵包GI會比較低一些，膳食纖維豐富，維生素和礦物質豐富。

### 2‧副食搭配指南

副食也可以是全穀物；而且食用這樣的主食可以搭配得好吃好營養。例如：早晨吃糙米粥或牛奶類穀物早餐，可以加一個水果和一杯低脂優酪乳。

中餐，上班族可以挑選加上甜玉米粒或果粒的麵包或饅頭，菜肴可以是整粒豆類作為開胃菜，綠色葉菜和少許肉類為主菜；另加一個桃子或蘋果等健康風味水果。

零食的挑選也要注意加顆粒樣乾果點心，全穀物和燕麥為主要原料的餅乾等。

另外一個重要建議是，希望買一本穀類食品烹調書，家裡儲存一些常用的全穀物食物，並爭取每週嘗試一種新的烹調方法，多多在家吃飯。

一個中等食量的人，建議一天一份全穀類食品，可大致等同於：

1‧3～4片麵包或者0.5～1個饅頭。

2‧30克穀類早餐，或者一碗燕麥粥、或者穀物什錦早餐粥。

3‧半碗米飯或半碗煮糙米飯。

整個膳食的構成和類型對整體人類健康水準有著很大的影

響。用同種食物中的全穀類代替精緻食物，用低GI食物替換高GI食物，一個簡單的交換就可以有效地提高你的膳食纖維、營養素含量，不僅可以有效地降低GI和增強飽腹感，長久以往，更能降低你膳食的值和患上糖尿病、心血管病風險。

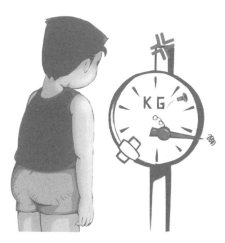

塑身有道：管住嘴，就能管好體重

## 人工甜味劑又叫「增肥劑」

人工甜味劑主要是指一些具有甜味但不是糖類的化學物質。甜度一般比蔗糖高10倍至數百倍。它不具有任何營養價值。

人工甜味劑不但使身體長胖，也會致癌。1977年，因為動物試驗顯示糖精有可能導致膀胱癌、子宮癌、卵巢癌、皮膚癌以及其他器官病變，美國食品藥品管理局試圖禁止使用這種甜味劑。但食品工會加以干預，勸說美國國會繼續允許糖精使用，只是在進入市場時加上警示標籤，上面寫著：使用本產品可能會危害你的健康。本產品含有糖精，已經動物試驗證實致癌。

用動物做研究的結果給了我們啟示。普渡大學的研究者發現，與用添加了葡萄糖（一種含相同熱量數的自然糖分，如蔗糖）的食物來餵養的動物相比較，餵養含糖精優酪乳的動物會攝入更多的熱量，增加更多的體重和體脂。研究者總結說，就像我們能和特定的味道產生心理和情緒上的聯繫一樣，我們的身體也能和甜味劑建立能量聯繫。

正常情況下，當我們吃糖時，身體就會把這種甜味記錄下來，並開始認識到非常甜的東西意味著很多的熱量。然而，當我

們反覆飲用減肥蘇打時，這種認知就被打亂了，你的食欲會說：「好吧，這是甜的，但熱量卻很低。」——這必然意味著我不得不吃很多甜食來獲取我所需要的熱量。下一次吃甜食的時候，身體就無法識別其中到底含有多少熱量，所以就會過度進食。那麼，跟那些一開始就吃糖的人相比，你下一餐吃得再少也不能抵消這些多出來的熱量。

接下來的這一部分甚至更嚇人。普渡大學的研究還發現，當動物持續地進食人工甜味劑後，它們的新陳代謝會慢慢地「忘記」最甜的東西確實含有很高熱量這件事。這是多麼可怕啊，所以很可能在最終被攻破防線吃下一個巧克力多拿滋時，你的身體會以為「沒什麼大不了的」，然後它也懶得去燃燒那些熱量了，因為甜味並不代表什麼。

人工甜味劑使人發胖的更合理的解釋是因為它含有天冬甜二 ，也稱為甜味劑，這是一種興奮性毒素，是一種能對大腦食欲中心造成永久性破壞的化學物質。而且這些破壞開始得越早，後果就越嚴重。加拿大大學的一項研究發現，在幼崽時期進食較多的甜味劑的白鼠，它發生肥胖的機率會比較大。

## 精製糖的作用就是讓你變胖，再變胖

　　中國的養生學是最科學的，美國哈佛大學經過長久的研究證實了這一點。太多的西方飲食文化進入中國，國人的盲目崇拜，導致越來越多的國人由於肥胖引起的「三高」和肥胖症，而導致與死亡的例子越來越嚴重。我們不要盲目地相信西方的保健食品方法，飲食保健才是我們文化的瑰寶……藥片保健品是經過若干的萃取而成的，在萃取的過程中已經破壞了植物的長鏈效應，而成為了若干個短鏈的組合，這樣的成分是最不容易被五臟六腑吸收和消化的，長期這樣的攝入不能消化和排泄，在體內造成堆積進而氧化轉變成毒素，反過來危害我們的臟腑功能，影響血氣的運行，長期以來形成了惡性循環，導致肥胖和疾病的出現。

　　精製糖就是西式速食中最常見的造成肥胖的成分。就拿美國的肥胖為例，從70～80年代，肥胖的比例猛增了8個百分點。現在已經過去30年了，而肥胖的比例為32%，這種增長是呈級上升的。

　　但可悲的是，人們已經意識到造成肥胖的原因與精製糖有關聯，卻無法消除這些年人們對糖的嗜好所帶來的損害。不過，

我們可以和激素好好相處，使身體對食物的反應恢復到我們的胰島素反應系統被摧垮之前的狀態。

達到這個目標的方法只有一個，就是扔掉所有精製穀物中最「邪惡」的那種：高果糖玉米糖漿（HFCS）。想想這個：美國的HFCS生產量從1967年的3000噸增加到了2005年的922.7萬噸。僅在1980年，生產量就增加了350%。40年間，我們對精製糖的平均消費量緩慢減少，但是，HFCS的消費則猛增了幾乎20倍。塔夫斯大學的研究員公佈的一份報告稱，美國人從HFCS中攝入的熱量比任何其他來源都高。

HFCS是激發貯脂激素的主要因素。賓夕凡尼亞洲大學的另一項研究發現，果糖不能像葡萄糖（蔗糖）那樣抑制饑餓激素，如生長激素釋放肽的含量，所以，女性如果攝入果糖而不是葡萄糖的話，那她全天都具有較高的生長激素釋放肽的含量，而且這種狀態可持續到第2天。

然後身體才會做出反應。一方面，葡萄糖是由細胞進行代謝的，但果糖必須由肝臟代謝。HFCS會透過某些方式來抑制身體釋放胰島素和瘦素，而它們正是在你感覺進食足夠了的時候，身體所釋放出來的。

和普通的糖不同的是，HFCS對降低生長激素釋放肽不起絲

毫作用，而高含量的生長激素釋放肽會命令身體繼續進食。所以如果你吃下去或者飲用了含HFCS的食品，那麼你將繼續攝入比進食普通蔗糖更高的熱量，這種效果甚至會持續24小時。另外，HFCS還會增加甘油三脂的含量，使瘦素對大腦的作用受阻，以致不能傳遞「停止進食」的資訊。也就因為如此，你會吃的越來越多，變得越來越胖。

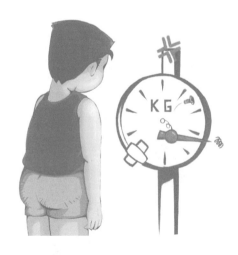

## 輕鬆掃除飲食中的油脂

對於減肥的人士來說，油脂是可怕的，要在日常生活中完全避開油脂也是難以做到的。我們只能在油脂的選擇、在飲食中使用的數量、油脂在烹調中和存儲中多加留意。最好能做到下面幾點：

1．烹製肉食時，先將肉在開水中焯一下，這樣可以洗掉黏在肉上多餘油脂。這樣就可以大大降低熱量的降低。

2．油炸類食物，可以先用錫紙將食材包裹住，這樣就可以將食物與油層隔開，避免食入過多的油脂。

3．在烹飪雞肉、鴨肉、魚時可先將皮去掉，連帶在肉上的油脂也應該刮掉。這樣就可以避免在油炸是皮中的油脂滲透到瘦肉中。

4．在食用雞湯時，可以先放入冰箱內冷凍，使油浮出變硬，使用前可以將浮油刮除。

5．在煎肉片的時候，不要切得太厚，將少量油抹在肉或食物表面上。將鍋加熱後，不要加任何油，將抹了油的肉片或食物直接放入鍋內煎。

6．炒菜時，可改用小火，放入少量的油，且加入少許水加以燜蓋，使蔬菜、肉、海鮮本身的水分釋放出來。這樣在烹調過程中瘦肉部分也會吸收一小部分油脂。

**除此，還有要多吃一些去油脂的食物：**

1・洋蔥、蒜。含前列腺素，有舒張血管、降低血壓功能，還可預防動脈粥樣硬化。大蒜所含大蒜精油具有降脂效能。大蒜所含硫化合物的混合物可減少血中膽固醇，阻止血栓形成，有助於增加高密度脂蛋白，保護心臟動脈。

2・蘋果。含有豐富的鉀，可排除體內多餘的鈉鹽，如每天吃3個以上蘋果，即能維持滿意的血壓。不知道大家知不知道，早上空腹吃蘋果是可以治便祕的，所以在吃早點之前可以先吃個蘋果。

3・牛奶。含較多的鈣質，能抑制人體內膽固醇合成酶的活性，也可減少人體對膽固醇的吸收。牛奶作為「美容聖品」，能夠在健身的同時，有效地改善皮膚晦暗的狀況，實現美白肌膚，已經是眾所周知的祕密，但是各位愛美的姐妹們，你們是否知道，多喝牛奶還能達到減肥的目的嗎？

4・燕麥。含極豐富的亞麻油酸和豐富的皂甙素，可降低血清總膽固醇、甘油三脂和 $\beta$ -脂蛋白，防止動脈粥樣硬化。由於燕麥含有豐富的可溶性纖維和蛋白質，所以能給人飽腹感，這當然也就可以幫助你抑制食欲。

5・玉米。含有豐富的鈣、硒和卵磷脂、維生素E等，具有降低血清膽固醇的作用。印第安人從不患高血壓、冠

心病，主要得益於主食玉米。巧做玉米湯減肥：玉米「湯」具有利尿效果，特別是用於水腫性肥胖。何謂容易水腫？就是，你每天睡醒會覺得腳和臉，及身體都有腫脹的感覺，那就是你的代謝不夠好，還有就是你平常上廁所的次數，比一般人還少，這樣你就容易水腫。

6．茶。可降低血脂和膽固醇含量，增強微血管壁的韌性，抑制動脈粥樣硬化。雲南生產的沱茶，每天飲3杯，即可使血液中的脂肪大大降低。茶中含有大量的食物纖維，而食物纖維不能被消化，停留在腹中的時間長了，就會有飽脹的感覺。更重要的是它還能燃燒脂肪，這一作用的關鍵在於維生素B1。茶中富含的維生素B1，是能將脂肪充分燃燒並轉化為熱量的必要物質。

# 最簡單的瘦身方法——喝水減肥法

曾經有位玉女歌星使用「喝水減肥法」成功減肥。她所使用的喝水減肥法是：早上刷牙洗臉後喝500毫升的水，之後再吃早餐。另兩個正餐前再喝500毫升的水，這是為了增加飽足感，以減少食量。一天總共喝大約2500～3000毫升的水，晚上7點過後就不再吃東西。在用餐時也是多選擇水分較多的食物，不但可以滿足口感，熱量也相對吸收較少。

如何喝水幫助減肥呢？營養師建議，吃正餐的時候最好不要喝水，因為水配著食物喝，身體水分不易排除，胃液稀釋，容易造成消化不良，脹氣等問題。喝水應儘量挑選餐和餐之間相隔的時間。營養師開出了以下喝水減肥法的方式：

第一杯水：早餐前

假設早上8：00起床，起床後第一件事就是喝水，喝約300～500毫升溫開水，喝完水再去刷牙洗臉上廁所，半小時後吃早餐。

營養師強調，一定要喝溫開水，千萬不要喝冰水，冰水使胃痙攣，氣血循環不好，對身體反而造成傷害。早上的這杯溫開水可以暖暖腸胃，喝水後上個廁所，讓睡了八九個小時的身

體將內臟的髒東西排出，如：痰、分泌物等排除乾淨。長期喝下來，甚至連多年便祕的毛病也會有所改善。

## 第二杯水：午餐前

上午10：00—11：30，早餐後約90分鐘後喝水，約500毫升的水，中午12：00吃午餐。這個時候，我們體內的血液濃度較高，喝水可稀釋過濃的血液。

## 第三杯水：晚餐前

下午2：00—5：00，喝約800毫升的水，晚上6：00吃晚餐。

下午3：00—5：00之間是腎和膀胱代謝的旺盛期，這時候喝水，可以讓這兩個器官活絡，協助排除廢棄物。

## 第四杯水：睡前

飯後90分鐘～睡前60分鐘，喝約200～300毫升的水。晚上喝水，主要為身體補充水分。

## 「饞嘴貓」儘量避開這些飲品

　　需要控制體重的美眉們，有選擇零食的權利，但是要懂得「許可權」。很多零食是會讓你越吃越胖了，如果日常生活中不注意，到時候可就是覆水難收啦。

### 罐裝果汁

　　每天喝一罐500毫升的果汁，熱量255卡路里，一年發胖12公斤。

　　明明知道蔬菜水果含有許多豐富的維生素和礦物質，但就是懶得吃。既然不吃水果，就用果汁來代替吧，可是用果汁來代替水果並不能攝取足夠的礦物質和維生素。這是因為水果在做成果汁的過程中，許多礦物質和維生素都已經流失。而僅剩的維生素C，也會因為光照的因素而減少。如果仔細看罐裝果汁上的標誌，就可以發現，大部分的果汁都是濃縮還原，而且也加了許多的糖。

### 普通可樂

　　每天喝一罐375毫升的可樂，熱量168卡路里，一年發胖8公斤。

　　可樂是大家最常喝的飲料，吃漢堡薯條的時候當然要配可樂；而大家共聚一堂分享披薩美味的時候，也是用可樂來搭配披薩的美妙滋味。不過，就算不和食物搭配，許多人也養成了一天喝一杯可樂的習慣。這是因為可樂裡的咖啡因和特殊配方，容易讓人喝得上癮。雖然現在市面上已經有低卡可樂，不過還是有許多人不能適應代糖的特殊味道。如果你已經不能一天沒有可樂，那麼最好多做一點運動來消耗多餘的熱量。因為一天一罐，就可以讓你在一年後發胖8公斤。更可怕的是，喝下的可樂不但不會讓你有飽足感，可樂的重口味還會讓你吃下更多食物。不只是可樂，其他的汽水、沙士等也是少喝為妙。

### 啤酒

　　每天喝一罐375毫升的啤酒，熱量147路裡，一年發胖7公斤。

　　朋友一起聚餐或是在唱歌的時候，啤酒是免不了的助興角色。不過，就算一天只喝一罐啤酒，一年之後也會換來7公斤的體重。這也就是為什麼啤酒會有「液體麵包」的稱號，而且常喝啤酒的人也會換來一個沉甸甸的啤肚。啤酒裡面除了熱量之外，幾乎不含任何營養素，所以除了讓你發胖之外，對健康沒任何幫助。如果你想要品嘗啤酒的麥香，最好還是要有節制，不要養成每天喝啤酒的習慣，也不要在睡前喝啤酒，因為啤酒有利尿的作

用，睡前喝就會造成大量的水分聚積在體內也會造成夜晚頻尿的現象。

　　建議：使用啤酒入菜。經過加熱之後的酒，酒精大部分都蒸發完畢，不但可以增添菜餚的香味，也可以避免酒精所帶來的高熱量。

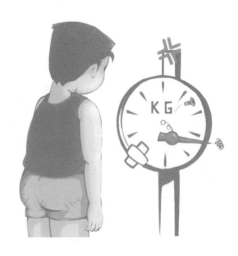

# THIN

## 咖啡喝對才瘦身

很早以前，人們已經發現咖啡有提神醒腦的作用，於是就作為提神的飲料而時常飲用。但其實咖啡可不只有提神的功效哦。它能促進消化的咖啡，最讓美女們折服的當然是它的減肥功效了，新陳代謝加速的同時，讓脂肪留在體內。還有用咖啡粉洗澡也有減肥的作用。

喝咖啡減肥最好是在餐前半小時沖泡一杯飲用，便有助加速新陳代謝，減低食欲及誘發生熱作用。下午茶時間感到肚餓時沖飲一杯以代替零食。

熱飲法：取1至2茶匙的曲線瘦身咖啡，放入1杯沸水中攪勻；也可以加入脫脂奶及1粒低熱量代糖以調和味道。

凍飲法：先以少許沸水將咖啡攪勻，然後加入脫脂奶及代糖，再加冰水或冰塊便可。

### 1‧辦公室喝瘦身咖啡的最佳時間

午飯後30分鐘至1個小時內，品嘗一杯濃鬱的不加糖的咖啡，有助於飯後消化，並促進脂肪燃燒。下班前，再喝一杯咖啡，並配合步行。

塑身有道：管住嘴，就能管好體重

我不要變成胖達人 享瘦又排毒

2·咖啡瘦身的要訣

不要加糖：如果你不習慣咖啡的苦味，可以加少許的奶，但千萬不能加糖，因為糖會妨礙脂肪的分解。

熱咖啡比冰咖啡有效：熱咖啡可以幫助你更快地消耗體內的熱量。

淺度烘焙的咖啡最有效：烘焙溫度高的咖啡，味道雖然濃郁但咖啡因含量比較少，不利於減肥，而味道比較淡的美式咖啡則比較有利減肥。

3·黑咖啡——最健康的咖啡

黑咖啡是非常健康的飲料，一杯100克的黑咖啡只有2.55千卡的熱量。所以餐後喝杯黑咖啡，就能有效地分解脂肪。

## 紅酒配乳酪，瘦身無敵手

　　酒，人們印象中是傷身體的東西。人們忽視了食物有壞也有好的道理。其實，酒水只要喝的恰到好處也可起到減肥的作用。

　　全脂高鈣乳酪配紅酒減肥法，可以提高代謝率，有利於燃燒脂肪。只要3餐正常吃，在睡前30分鐘之內吃1～2片乳酪或50克乳酪，再喝1杯50～100毫升的紅酒，3周可瘦7公斤。

乳酪：乳酪和乳酪含中短鏈脂肪酸、蛋白質及鈣質等，能有效促進新陳代謝，提高甲狀腺功能，以達到燃燒脂肪效用。

紅酒：紅酒含酒精、酪胺酸等成份，產熱效果好，能促進新陳代謝，且熱量不會被人體儲存。最好要選橡木桶發酵成的。

　　睡前30分內吃乳酪配紅酒減肥法，主要是紅酒含酒精，可幫助入眠。而睡眠時代謝慢、體溫低，吃乳酪和喝紅酒，可產熱，並加速新陳代謝，邊睡邊能消耗體內脂肪，以達到瘦身效用。

　　基本上，乳酪含蛋白質和脂質；紅酒含酒精，都具有產熱

作用，且可讓血糖上升。1～2片的乳酪加紅酒，熱量很低，才129卡路里，又加上飲食的控制，就更容易減重。

根據研究顯示，每天攝取固定的鈣質可有效的減肥，所以含高熱量的乳酪，竟然也變成減肥聖品。由於乳酪成份與母乳比例接近，外加不含乳糖而且鈣質易被人體吸收，且蛋白質經過發酵而產生的短鏈胺基酸，可提升代謝率。

專家提醒，一般市面上的乳酪品牌有很多種，要選擇脂質、鈣質含量高、糖份低，及自然發酵或煙熏口味的乳酪。而不可選擇加工多、有添加口味，如草莓、檸檬、藍莓等乳酪。記者根據醫師說明全脂高鈣乳酪可減肥，到超市選擇5種乳酪，並由醫師評鑒1包乳酪以100克為單位，糖份在5克以下、脂質在25克以上，就是可以用來減肥的乳酪。

乳酪配紅酒減肥法，有利於燃燒腰腹和臀部脂肪，對於想瘦這些部位的人，可以嘗試。另外，除不喜歡乳酪，或對紅酒過敏的人不適合使用之外，任何體質都適合使用這種減肥法。

## 每天飲杯醋，美容減肥助消化

　　喝醋減肥法，經網路一炮走紅。網路盛傳一般米醋或天然釀醋，加入蜂蜜和水調合，每天早上出門前喝1杯，1個月內可減少3～5公斤。經美國大學實驗證明，三餐前以2茶匙醋加5倍水稀釋飲用，1個月後體重減少2斤。由此看來，醋減肥並不是空穴來潮，而是也有一定的科學依據的，只是沒有像網路長說的那麼神奇罷了。

　　喝醋為什麼能減肥呢？因為，飯前喝醋能降低食欲，飯後則促進脂肪代謝。適量少許地在飯前喝醋，腸胃延緩食物排空時間，飽足感會提升，能降低食欲，飯後喝醋，能降血糖及胰島素，藉此加速脂肪分解。

**運用食醋減肥時還要注意下面幾點：**

1・將醋用至少以1.5倍的水稀釋

　　稀釋過的醋，飲用更順口，最重要的是能減少腸胃刺激。超市的水果醋飲等已稀釋的醋飲料往往添加大量的糖，每天最多喝1小瓶為宜。

2・腸胃功能障礙的人少喝醋

胃酸過多、胃壁過薄、胃潰瘍、十二指腸潰瘍的人，少喝為妙，以免情況惡化。

### 3．喝醋後漱口

喝完馬上漱口，避免傷害牙齒、牙齦。在使用醋減肥的時候，宜搭配涼性水果：搭配蘋果、黑豆等一起吃，或釀成水果醋；避免和熱性水果如榴槤、櫻桃、甘蔗等混著吃。

還要謹記空腹不喝醋：空腹喝醋易刺激腸胃，分泌過多胃酸，所以建議飯後喝為妙！嚴重便祕的人才可以飯前喝，但以純釀造或有機醋為主。


**除此之外，下面再給大家介紹幾款醋飲：**

**葡萄醋**

【原料】香醋適量，葡萄1串，蜂蜜適量。

【製作】葡萄洗乾淨去皮、去子後榨汁，將過濾後的果汁倒入杯中，加入香醋、蜂蜜調勻。

【功效】能夠減少腸內不良細菌的數量，幫助有益菌繁殖，消除皮膚色斑。

**番茄醋**

【原料】番茄1000克（不要選擇太大的），米醋1500毫升，冰糖少許（約20克，也可以選擇不加）。

【製作】番茄洗乾淨後擦乾表面水分，切開後放入玻璃罐中，加入米醋、冰糖，在罐口平鋪一張塑膠紙密封一周即可。

【功效】富含維生素、礦物質、葉酸，雖未經煮熟，但經浸泡後，番茄紅素一樣可以發揮效果，抗氧化，幫助消化、美容，還可以抑制癌細胞。

## 奇異果醋

【原料】陳醋300毫升，奇異果1個，冰糖100克。

【製作】將奇異果去皮，取果肉後，和陳醋、冰糖一起放入玻璃罐中密封，一周後待冰糖融化即可飲用。

【功效】富含維生素及纖維質的奇異果醋，能有效促進人體的新陳代謝，並能防止吃肉後的消化不良，營養過剩而導致的發胖。

## 香蕉醋

【原料】香蕉1根，紅糖100克，米醋200毫升。

【製作】將香蕉去皮後，切成若干段放入耐熱的瓶子裡，並且瓶子裡放入紅糖，之後倒入米醋，放入微波爐中加熱40秒，讓紅糖融化，放涼即可食用。

【功效】減肥效果顯著。

## 蘋果醋

【原料】糯米醋300毫升，蘋果300克，蜂蜜60克。

【製作】將蘋果洗淨削皮後，切塊放入廣口瓶內並將醋和蜂蜜加入搖勻。密封置於陰涼處，一周後即可開封。取汁一勺加3倍涼開水即可飲用。

【功效】可以消除便祕、抑制黑斑、還可以促進新陳代謝，解煩悶、抗疲勞。

# 我不要變成胖達人 享瘦又排毒

## 健康瘦身優酪乳混搭法

最近網路上很流行優酪乳的方法，優酪乳是一種比較常見的食物，優酪乳減肥也是一種比較簡單，價格便宜的減肥方式。但是優酪乳減肥的具體操作大家卻不是很瞭解，這裡為您收集了大量的優酪乳減肥實例，幫您快速減肥。

### 黃瓜+優酪乳

黃瓜和優酪乳都是人所皆知的美容減肥食品，有很好的瘦身效果。但它們的熱量都很低，所以在第一天黃瓜和優酪乳都全天候充足供應，餓了就吃。此外還要注意多喝水。

### 2‧蘋果+優酪乳

用蘋果和優酪乳來做代餐，如果你想喝果汁的話，也可以用蘋果榨汁，再加入優酪乳做代餐。

### 3‧紅糖+優酪乳

在每杯優酪乳中加入2克的紅糖，攪拌後喝，可以調整腸內的環境，促進排便，同時脂肪也更容易燃燒。

### 4‧青木瓜+優酪乳

用青木瓜去皮，切成小塊，再榨汁，調入優酪乳飲用，不僅可以減肥，還有驚人的豐胸效果。

**選擇優酪乳減肥的時候，還要注意下面三點：**

## 1．選擇低熱量優酪乳

最好的辦法是選擇標有脫脂和低熱量字樣的優酪乳，雖然它們的味道不如全脂優酪乳那麼濃鬱醇厚，可是熱量低，不會使熱量在體內很快堆積而發胖。

## 2．優酪乳也可溫熱喝

營養專家指出，優酪乳是可以溫熱後飲用的。說優酪乳不宜加熱，是擔心殺死優酪乳中最有價值的乳酸菌，它的作用是產生乳酸，使腸道的酸性增加，且可以抑制腐敗菌生長和減弱腐敗菌在腸道中產生毒素。若只把優酪乳進行加溫處理，反而會增加乳酸菌的活性，其特有的保健作用會更大。因此說優酪乳是可以加溫後飲用的。可以把整瓶優酪乳放入45℃左右的溫水中緩慢加溫，隨著加溫晃動，等瓶子手感溫熱了，就可以飲用了。

## 3．喝的要適量

首先，優酪乳減肥堪稱「百無一害」不代表喝多少都不會胖，它本身也含有一定的熱量，如果在原有膳食基礎上額外多吃，同樣會引起體重增加。為此，飲量也要控制。

建議早上一杯牛奶，晚上一杯優酪乳是最為理想的。但是有些人特別喜愛優酪乳，往往在餐後大量喝優酪乳，可能造成體重增加。這是因為優酪乳本身也含有一定熱量，飯後喝優

酪乳就等於額外攝入這些熱量，引起了體重上升。因此，除嬰
幼兒外，各類人群均可提倡每天飲用1～2杯優酪乳（125～250
毫升）為好，最好飯後半小時到一個小時飲用，可調節腸道菌
群，對身體健康有利。

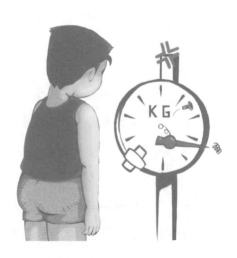

# 永續圖書
## 線上購物網

# www.foreverbooks.com.tw

◆ 加入會員即享活動及會員折扣。

◆ 每月均有優惠活動，期期不同。

◆ 新加入會員三天內訂購書籍不限本數金額，
　即贈送精選書籍一本。（依網站標示為主）

**專業圖書發行、書局經銷、圖書出版**

永續圖書總代理：

五觀藝術出版社、培育文化、棋茵出版社、達觀出版社、
可道書坊、白橡文化、大拓文化、讀品文化、雅典文化、
知音人文化、手藝家出版社、璞坤文化、智學堂文化、語
言鳥文化

**活動期內，永續圖書將保留變更或終止該活動之權利及最終決定權。**

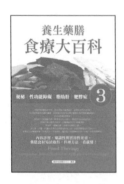

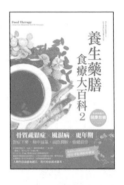

# 養生藥膳食療

## 大百科3：便秘、性功能障礙、脂肪肝、肥胖症

（25開）

近年來，中醫、西醫對疾病的治療都有許多方法，而藥膳調養也不可缺少，本書所列的藥膳食療，既有古方，又有創新。

每道配方根據藥食性味、功能、特點科學搭配，內容詳實，知識性與實用性並重，藥膳食材易於取得，料理方法一看就懂！

# 養生藥膳食療

## 大百科2：骨質疏鬆症、風濕病、更年期

（25開）

博大精深的藥膳文化，給你優質的保健養生料理。許多隱藏的健康危機都在我們最熟悉的生活環境中。對症下藥，補中益氣，滋陰潤肺，強健筋骨。藥膳常以藥膳酒劑治療，往往可收到較好療效。

人類的壽命越來越長，現代疾病越來越多。

# 我不要變成胖達人：享瘦又排毒

雅致風靡　典藏文化

親愛的顧客您好，感謝您購買這本書。即日起，填寫讀者回函卡寄回至本公司，我們每月將抽出一百名回函讀者，寄出精美禮物並享有生日當月購書優惠！想知道更多更即時的消息，歡迎加入"永續圖書粉絲團"您也可以選擇傳真、掃描或用本公司準備的免郵回函寄回，謝謝。

傳真電話：（02）8647-3660　　　　電子信箱：yungjiuh@ms45.hinet.net

| 姓名： | 性別： | □男 | □女 |
|---|---|---|---|

出生日期：　　年　　月　　日　電話：

學歷：　　　　　　　　職業：

E-mail：

地址：□□□

從何處購買此書：　　　　　　　購買金額：　　　元

購買本書動機：□封面 □書名 □排版 □內容 □作者 □偶然衝動

你對本書的意見：
內容：□滿意□尚可□待改進　　編輯：□滿意□尚可□待改進
封面：□滿意□尚可□待改進　　定價：□滿意□尚可□待改進

其他建議：

## 總經銷：永續圖書有限公司

# 永續圖書線上購物網
## www.foreverbooks.com.tw

您可以使用以下方式將回函寄回。

您的回覆，是我們進步的最大動力，謝謝。

① 使用本公司準備的免郵回函寄回。

② 傳真電話：（02）8647-3660

③ 掃描圖檔寄到電子信箱：

yungjiuh@ms45.hinet.net

沿此線對折後寄回，謝謝。

| 廣 告 回 信 |
|---|
| 基隆郵局登記證 |
| 基隆廣字第056號 |

## 2 2 1 0 3

 **雅典文化事業有限公司　收**
新北市汐止區大同路三段194號9樓之1

雅致風靡　典藏文化